AF508888

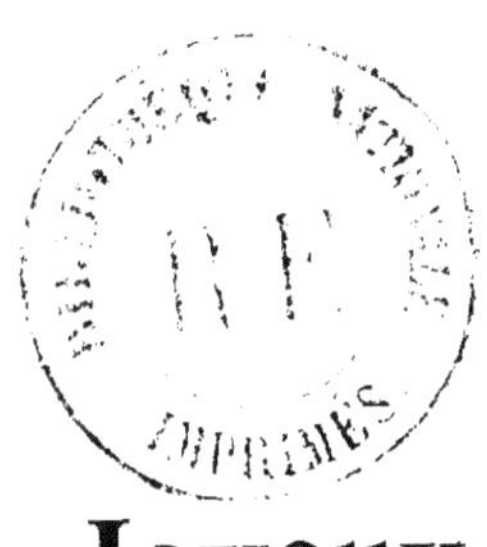

Joyeux Propos
d'Esculape

GAYETEZ D'ESCULAPE
(Nouvelle édition remaniée et notablement augmentée)

Joyeux Propos d'Esculape

par les docteurs CABANÈS et WITKOWSKI

Avec 47 figures

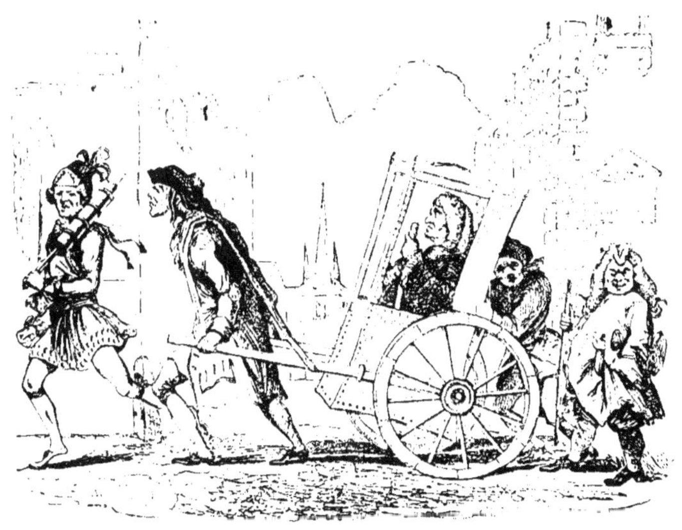

PARIS
LIBRAIRIE E. LE FRANÇOIS
91, BOULEVARD SAINT-GERMAIN, 91

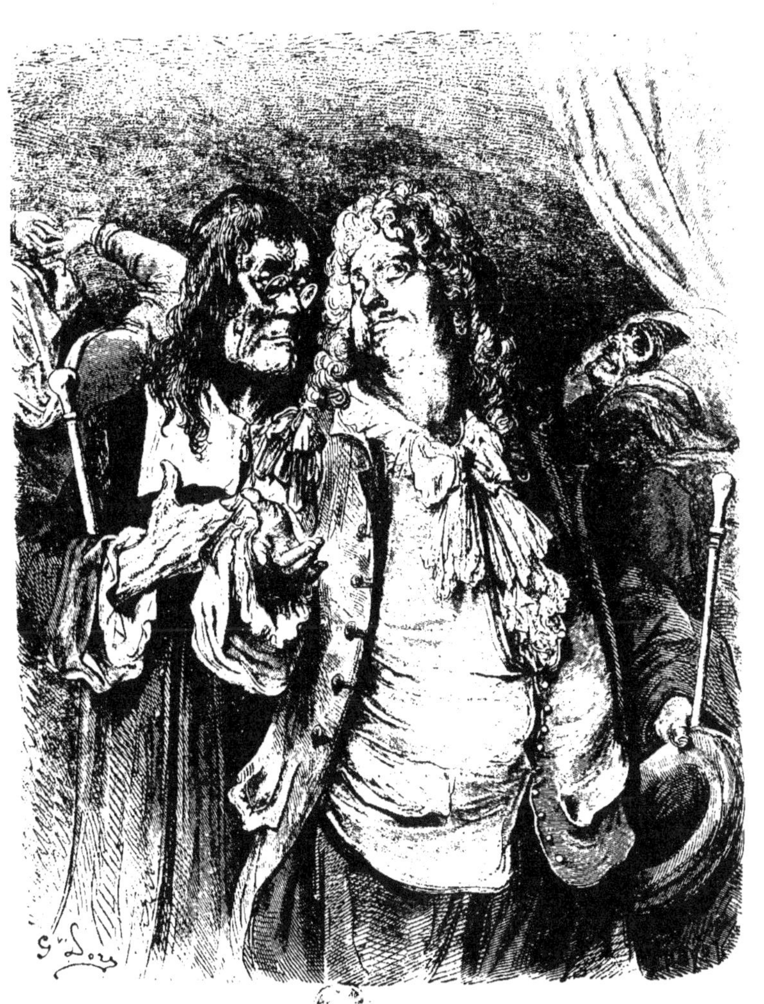

Le médecin « Tant pis » et le médecin « Tant mieux ».

Clysteriana

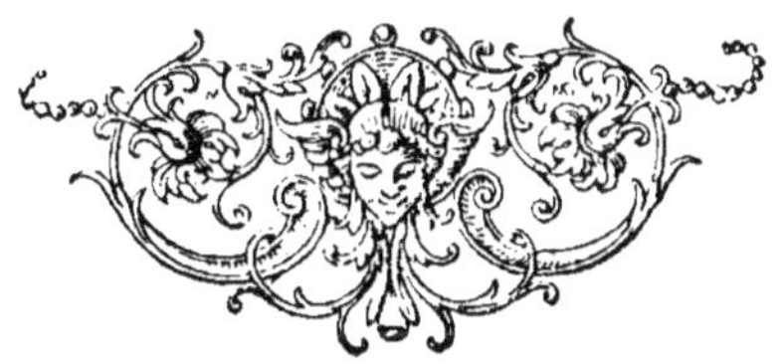

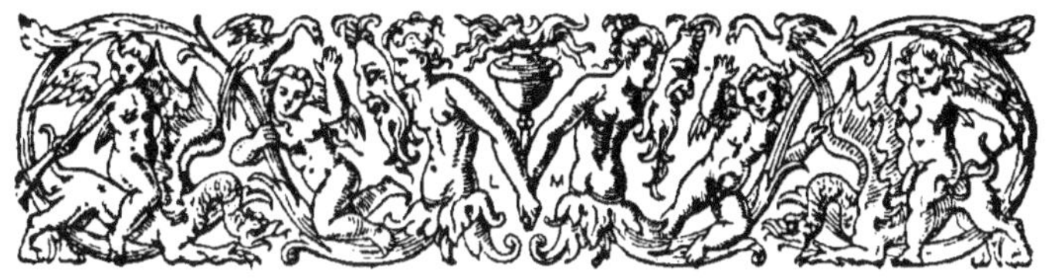

CHAPITRE PREMIER

Clysteriana.

I

L'INSTRUMENT DE M. PURGON ; SES ORIGINES ET SON HISTOIRE

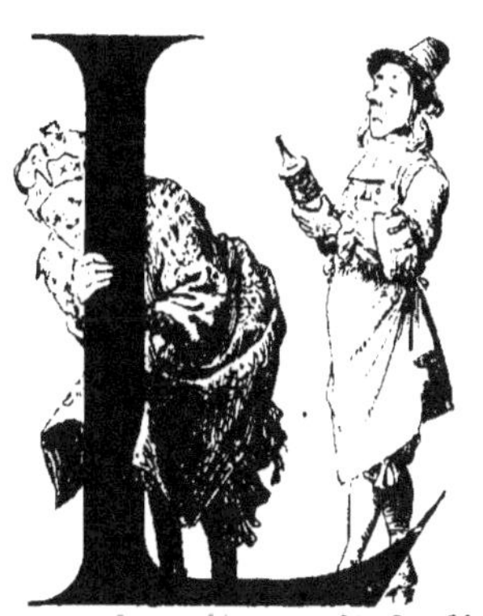

A Faculté ne croyait pas autrefois déroger à sa mission
et ternir l'éclat de son blason, en invitant à occuper
ses chaires, des professeurs
qui étaient à la fois des let-
trés et des gens d'esprit.
La culture des belles-lettres
marchait alors de pair avec
celle, plus ardue, de notre
science, et c'était tout profit
pour les *discipuli* de l'*Alma Mater*.

A l'époque dont il s'agit, notre École de Paris comp-
tait deux hommes que la littérature, tout autant que
la médecine, peut revendiquer comme siens : Mau-

rice Raynaud, dont la thèse sur les *Médecins au temps de Molière* est citée partout comme un modèle d'érudition élégante et solide ; Charles-Ernest Lasègue qui, avant d'aborder la carrière qu'illustra Hippocrate, avait embrassé la carrière universitaire et fit pendant quelques années, un cours de... philosophie.

Lasègue est mort en 1883, mais son œuvre lui a survécu. Cette œuvre, ou plutôt la majeure partie de cette œuvre, se résume en deux volumes, dus aux soins intelligents et pieux de son gendre, notre confrère, le Dr Blum.

Ces pages ne méritent pas l'injuste dédain, l'oubli dans lequel elles ont sombré. Il en est, parmi elles, dont la lecture nous charme aujourd'hui encore, comme nous charmera toujours ce qui est à la fois fortement pensé et spirituellement écrit.

Connaissez-vous le chapitre de son ouvrage, que Lasègue a plaisamment intitulé : l'*Apothéose du lavement*? Plaise à vos oreilles d'en ouïr les premières phrases, qui serviront d'épigraphe à notre dissertation à bâtons rompus. Le professeur commençait ainsi sa leçon :

« Parmi les médications topiques de l'intestin, il en est une que je tiens à réhabiliter, et dont tout le malheur provient de ce qu'elle s'administre par une porte bâtarde, par un endroit généralement mal fréquenté ; ceci soit dit sans aucune allusion à des faits hors nature. Je veux réhabiliter le lavement de nos pères ; je veux sa glorification, son apothéose, bien qu'il soit comme une de ces choses dont on se cache, dont on rougit par chasteté menteuse... Et cependant, le lavement, cet être si déconsidéré, est un remède de premier ordre, qu'il faut saluer au passage, en retirant bien bas devant lui son chapeau... »

Qu'est-ce-donc qu'un lavement ? Et à cette interrogation le professeur répondait : « Un lavement, c'est un clystère, le clystère de nos ancêtres : c'est une chose qui lave. »

Eh bien ! n'en déplaise aux mânes de Lasègue, le lavement n'est pas le clystère ; il eût été plus exact de dire que si les deux mots ont la même signification, sont synonymes, ils se sont employés successivement dans notre langue.

Vous n'entendez plus souvent dire : « Je vais prendre un clystère », mais bien : « Je vais prendre un lavement. » Ces mots *clystère*, *lavement*, *remède* — écrit Littré, dans son précieux *Dictionnaire* — sont placés ici selon l'ordre chronologique de leur succession dans la langue.

Clystère ne se dit plus guère, *lavement* lui a succédé ; et sous le règne de Louis XIV, l'abbé de Saint-Cyran le mettait déjà au rang des mots déshonnêtes, qu'il reprochait au Père Garasse.

On a substitué de nos jours le terme de *remède* à celui de lavement. « *Remède* est équivoque, mais c'est pour cette raison même qu'il est honnête. *Clystère* n'est plus employé que dans le burlesque, *lavement* dans les auteurs de médecine, et *remède* dans le langage ordinaire. »

II

Le clystère, qui se trouve mentionné dans les plus vieux traités de médecine[1], nous est-il venu, comme on le prétend, de la terre sacrée des Pharaons ? Cette origine n'est pas improbable. Les Egyptiens pourraient, en tout cas, revendiquer l'honneur de sa découverte en faveur d'un de leurs oiseaúx, l'ibis ; il est vrai, comme l'affirment des ornithologues, que l'ibis s'injecte communément de l'eau dans l'intestin à l'aide de son bec.

N'est-ce pas le bon Paré qui aurait surtout contribué à accréditer cette légende ? « L'ibis, et vraisemblablement la cigogne, écrit le crédule Ambroise, nous a montré l'usage des clystères, lequel se sentant aggravé d'humeur, estant au rivage de mer, remplit son bec et son col d'eau marine, puis se seringue par la partie par laquelle il jette ses excréments et peu de temps après se vuide et se purge... » Quelque gracieux que soit le tableau, nous devons le tenir pour le produit de l'imagination, et non le portrait de la vérité.

Les savants nous enlèvent une à une toutes nos illusions, et ils n'y mettent guère de formes. « Cette fable ridicule — M. Chabas[2] ne ménage pas ses

1. Cf. *Notice raisonnée d'un traité de médecine datant du xıv[e] siècle avant notre ère et contenu dans un papyrus du Musée royal de Berlin* (Leipzig, 1863), par H. BRUGSCH.

2. CHABAS. *La Médecine des anciens Egyptiens,* in *Mélanges égyptologiques,* 1re et 2e séries (Châlons, 1862-64).

expressions — s'explique par une confusion qu'a pu
faire le narrateur grec entre l'ibis et le roi Thôt, dont
le nom s'écrit précisément au moyen de l'hiéroglyphe
de cet oiseau. » Thôt passait pour avoir le premier

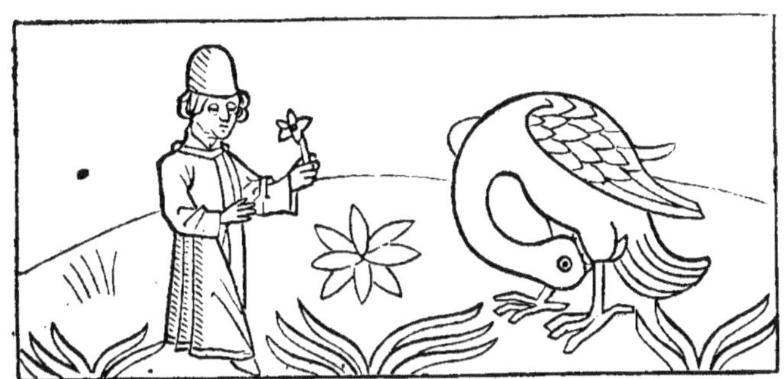

Fig. 1. — La Cigogne qui se purge.
(Fac-simile d'une gravure sur bois du *Dyalogue des Créations*, 1482, in-f°).

enseigné aux hommes la médecine et ses moyens
d'action.

Mais une autre explication a été donnée, qui res-
titue à l'Egypte le berceau du clystère. Hérodote et
Diodore de Sicile pensent que les embaumeurs, chez
les Egyptiens, ayant plusieurs fois trouvé les viscères
corrompus, ou remplis d'humeurs putrides, conjectu-
rèrent que l'usage des évacuants pourrait les mettre à
l'abri de ces corruptions : d'où est venu, disent-ils,
l'usage fréquent des clystères, des purgatifs, des
vomitifs et de l'abstinence d'aliments, dans la vue
d'obvier aux maladies en éloignant leurs causes.

Ils consacraient, selon Hérodote, trois jours de suite
par mois à ces remèdes de précaution[1]; mais, selon
Diodore, ils mettaient trois ou quatre jours d'intervalle entre chaque évacuation : ce qui signifie,
d'après un commentateur moderne[2], que les tempé-
raments jeunes et robustes prenaient ces médicaments

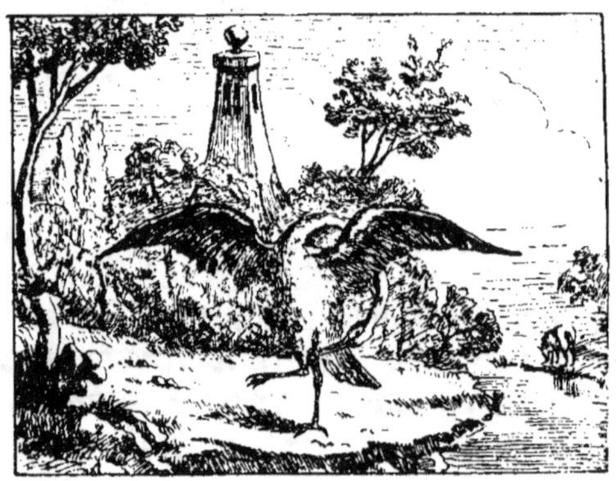

Fig. 2.

pendant deux ou trois jours de suite, tandis que les
vieillards et ceux qui étaient d'une constitution délicate, mettaient quelque intervalle entre chaque jour
d'évacuation : le tout est assez conforme à la méthode
qu'Hippocrate avait adoptée.

1. « Il faut dorénavant parler des hommes égyptiens... Leur
façon de vivre est telle : par chacun mois, ils prennent purgation
trois jours de suite, conservant leur santé avec vomissements et
clystères... » *Histoire d'Hérodote*, traduction de P. Sallat, revue
par Talbot, citée dans *l'Instrument de Molière*, traduction du traité
De Clysteribus, de Regnier de Graaf (1868); Paris, Morgand et Ch.
Fatout (1878), p. 62, note 3.
2. AUBRY. *Les Oracles de Cos*, p. 108-109.

III

Il n'est pas douteux que le lavement ait été d'usage courant à Rome comme en Grèce[1]. Un texte de Celse, qui a été reproduit ailleurs[2], ne laisse, à cet égard, aucun doute :

« Le malade, écrit Celse, doit faire diète la veille, pour être plus en état de recevoir le lavement... Si on n'a pas besoin d'un lavement qui agisse fortement, on ne se sert que d'eau pure ; si l'on veut un lavement adoucissant, on prend une décoction de fenouil grec, d'orge ou de mauve.

« Le lavement astringent se fait avec une décoction de verveine. Si l'on a besoin d'un lavement stimulant, on le prépare avec de l'eau de mer ou avec de l'eau commune, dans laquelle on fait fondre du sel ; on retire plus d'avantages de l'une et de l'autre, quand on les a fait bouillir.

« On rend encore le lavement plus actif en y ajoutant de l'huile ou du nitre, ou même du miel. Plus il est âcre, plus il fait d'effet, mais il est aussi plus difficile à supporter... Le fluide que l'on injecte ne doit être ni froid, ni chaud, afin qu'il ne nuise ni par l'une, ni par l'autre de ces qualités. Lorsqu'un malade a pris un lavement, il doit autant que possible se tenir au lit et ne point aller à la selle à la première envie qu'il en ressent, mais attendre le plus qu'il peut. »

Comme le remarque celui qui cite le texte, tout s'y trouve : lavements simples, lavements purgatifs, et

1. Aëtius, médecin grec du vi⁰ siècle, recommandait les clystères à l'eau pure. Galien, qui vivait au ii⁰ siècle de notre ère, y faisait entrer de l'eau mélangée à l'huile et au miel (*L'instrument de Molière*, p. 63).
2. V. *La Presse Médicale*, du 18 avril 1903.

jusqu'aux lavements de sérum artificiel, représentés si heureusement par les lavements d'eau de mer, voire stérilisée.

Asclépiade, dont Celse nous a restitué la doctrine, préférait les lavements aux purgatifs; il les croyait propres à favoriser l'expulsion des vers ; il les regardait, en outre, dans les fièvres plus particulièrement, comme des médicaments indispensables; mais il allait parfois trop loin, par exemple quand il prescrivait des lavements si irritants, qu'ils ébranlaient violemment le corps et déterminaient une poussée fébrile.

IV

De quel instrument faisait-on usage à Rome et à
Athènes?

Lorsque les dames romaines étaient déchirées par
les angoisses d'une indigestion, elles passaient dans
le *vomitorium*, et s'introduisaient dans le gosier une
plume de paon ; ou bien, elles se servaient, pour s'in-
jecter les intestins, d'une outre, fixée à une canule
en roseau, dont on trouve la description dans Avicenne[1]. Bien que celui-ci fût personnellement un par-
tisan convaincu[2] des lavements, (on prétend qu'il eut
une crise épileptiforme, après avoir pris huit lavements
contenant du poivre), il ne parvint pas à en vulgariser
l'usage : chez les Arabes, ou pour mieux dire chez les
Musulmans en général, le lavement est resté un véritable objet d'horreur[3].

L'origine, le motif de cette répulsion extrème

1. Voir comment s'exprime Avicenne, dans PHILLIPPE, *Hist. des
Apothicaires*, p. 100.
2. Cf. *La Médecine des Arabes*, par BERTHERAND, p. 136.
3. C'est le cas de citer, à cette place, ce curieux passage d'un
livre qui eut une certaine vogue à la Restauration (*Les Bains de
Paris*, par CUISIN, t. II, p. 139) : « Il n'est peut-être pas une piquante
Française qui ne se demande tout bas si les femmes asiatiques font
usage du lavement. Non, Mesdames, elles mourraient plutôt que
d'y consentir, quoique les médecins arabes le leur recommandent
très souvent ; elles sont fières d'emporter cette singulière virginité
au tombeau. La plupart des Espagnoles pensent de même, et la
canule à Madrid est un meuble honteux et proscrit, comme l'était
une œuvre philosophique du temps du Grand Inquisiteur. »

seraient-ils dans la réprobation dont le Coran flétrit
constamment les malheureux qui s'adonnent à la
sodomie? Nous l'ignorons. Nous ne nous attacherons
pas davantage à rechercher pourquoi les Hindous ont
pour les lavements une semblable
aversion [1].

Il est, par contre, d'autres peu-
ples qui ne répugnent pas à prendre
des lavements : tels les habitants
de l'Afrique centrale. Dans l'Ou-
rangui, chez les Bondjos, le clystère, nous dit le D\u02b3 HUOT, est très
en faveur, surtout pour les maladies des enfants. Le procédé
employé est des plus simples : la
mère insuffle violemment, dans
le rectum du bambin, à l'aide d'un
petit tube de bambou, une certaine
quantité d'eau contenue dans sa
bouche [2].

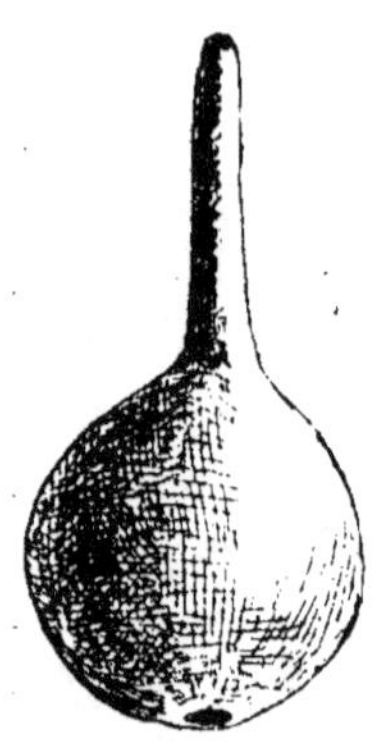

Fig. 3.

Calebasse pour l'ad-
ministration des la-
vements, à la Côte
d'Ivoire.

A la Côte d'Ivoire, les indigènes
ont une habitude non moins singulière, qui montre
la tolérance de leur intestin : ils s'administrent chaque
jour un lavement au piment. Ils écrasent celui-ci
entre deux pierres polies, délayent dans de l'eau la
pâte obtenue, et obtiennent de la sorte un liquide
roussâtre, qui constitue le lavement. Pour l'introduire dans le rectum, les naturels se servent d'une
gourde à col très allongé, percée aux deux extrémités,
par lesquelles on extrait la matière pulpeuse (fig. 3).

1. SPRENGEL, *Histoire de la Médecine*, t. I. (fig. 3), p. 83.
2. *Ann. d'hyg. et de méd. coloniales*, 1904, n° 4.

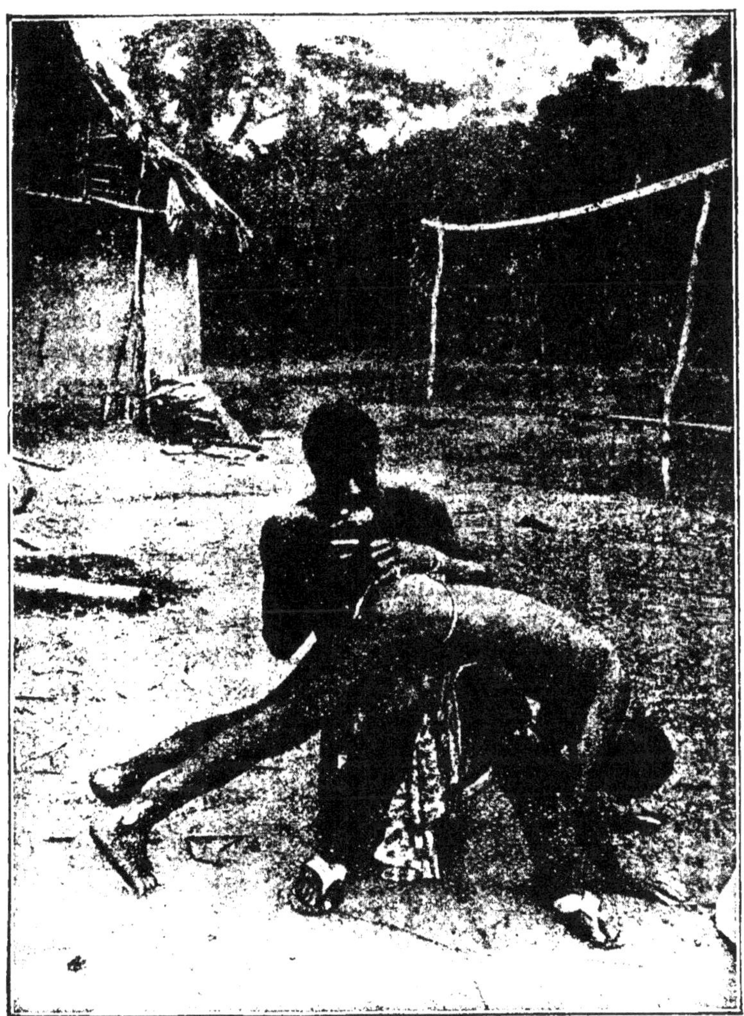

Fig. 4. — Le lavement à la Côte d'Ivoire.
(Cliché communiqué par le Dr KERMORGANT).

Pour charger l'appareil, on plonge son col dans un vase où a été versée la macération de piments ; puis, la bouche appliquée sur l'ouverture opposée, on aspire fortement. Lorsque la gourde est pleine, on place l'index sur l'orifice du col, en tenant le réservoir en haut.

Si le patient s'administre seul le remède, il se courbe en arc, place la tête le plus bas possible, et s'appuyant sur la main demeurée libre, de l'autre il introduit le col de la gourde dans l'anus, retire l'index de l'orifice du réservoir, pour laisser agir la pression atmosphérique, et le liquide pénètre alors dans le rectum.

Afin de faciliter l'écoulement, on imprime à l'instrument de légers mouvements de va-et-vient ; on donne, avec l'index, de petits coups secs sur l'ouverture.

Quand la totalité du liquide est arrivée dans le rectum, le patient se redresse aussitôt, s'accroupit, et la défécation est presque immédiate.

Quand l'individu a recours à un aide, il peut, cette fois, s'appuyer sur les deux mains, soit qu'il repose sur les genoux de l'opérateur, soit qu'il n'ait d'autre appui que ses quatre membres. L'opérateur introduit dans l'anus l'instrument chargé, et appliquant la bouche sur l'orifice du réservoir, il souffle avec force pour en chasser le liquide (fig. 4 [1]).

1. *Le Caducée*, 6 juillet 1904.

V

Si l'on voulait réserver, dans une Exposition historique de la médecine, une vitrine aux instruments qui ont précédé notre moderne irrigateur, à côté de la calebasse des sauvages de l'Afrique, on pourrait faire figurer la seringue que l'on a découverte lors des fouilles de l'antique Herculanum, encore que l'on ne soit pas tout à fait certain que l'instrument retrouvé sous la lave ait eu la destination qu'on lui prête.

Si nous en croyons des auteurs qui paraissent bien informés, l'inventeur de la seringue serait encore à découvrir. Les noms de Gutenberg et de Christophe Colomb sont sur toutes les lèvres; personne ne sait celui de l'inventeur de la seringue.

La France ne peut revendiquer la gloire d'avoir donné le jour à ce bienfaiteur de l'humanité. Compatriote de Colomb, GATENARIA[1] était originaire de Pavie. Il consacra plusieurs années au perfectionnement de son œuvre, et mourut le 14 février 1496, après avoir laissé un livre, qui, dans le cours du xvie siècle, eut les honneurs de quatre éditions[2].

Nous devons dire, toutefois, qu'en ces dernières

---

1. GATENARIA ou Gatinaria a décrit la seringue sous le nom d'*instrument à clystères*, dans son livre *Marci Gatenariæ, de curis ægritudinum particularium noni Almansoris practica uberrima*; Lyon, 1532: la figure est au verso du fol. 41 (MALGAIGNE, p xcix).

2. MALGAIGNE, *Introduction aux œuvres chirurgicales d'Ambroise Paré* (Cf. PHILLIPPE, *op. cit.*, p. 101).

années, on a cherché à déposséder Gatenaria de son invention ; du moins, lui en a-t-on contesté la priorité.

Gatenaria, a-t-on prétendu[1], s'est borné à décrire un perfectionnement proposé par Avicenne[2], savoir un clyso à double courant, un tube servant au passage de l'air, l'autre à celui de l'eau. Le chapitre d'Avicenne se termine par des conseils sur le choix des positions à prendre par le patient et l'opérateur, des indications sur l'opportunité des remèdes. Tout ce qu'on peut induire de ces textes, c'est que l'invention de la seringue est bien antérieure au xve siècle.

Nous ne trancherons pas ce grave différend. Tenons seulement pour certain que, durant presque tout le Moyen-âge, on donna des clystères, soit avec la bourse à clystères, soit avec la seringue d'Albucasis ; ces instruments se trouvent tous deux représentés dans un ouvrage du xive siècle[3], qui nous donne l'état de la science médicale à cette époque[4].

1. *Presse Médicale*, art. cit.

2. Nicaise (*La Pharmacie et la Matière médicale au XIVe siècle*) prétend avoir trouvé, dans Albucasis (xe siècle), la première description de la seringue. Avicenne et Gatenaria ont parlé, d'après Daremberg, d'une canule à deux cylindres (en canon de fusil), dont l'un servait à introduire le liquide dans le rectum, et l'autre à laisser sortir les gaz de l'intestin. Au résumé, ce serait, jusqu'à plus ample informé, Albucasis qui, le premier en date, aurait décrit l'instrument dont l'invention a été attribuée à Gatenaria (Nicaise, *op. cit.*, p. 22-23). La première représentation figurée de la seringue se trouverait, toujours d'après l'auteur auquel nous empruntons les renseignements qui précèdent, dans la *Chirurgie* de Brunschwig, en 1497. Le titre de l'ouvrage de ce dernier est le suivant : Hieronimo Brunschwig, *Dis ist das Buch der Cirurgia*; J. Grüninger, Strasbourg, 1497 ; la planche qui représente la seringue est la pl. XIX.

3. *Chirurgie de Maître Henri de Mondeville*, composée de 1306 à 1320, traduction Nicaise ; Paris, 1893 (cf. les fig. 33 et 35 de la pl. II).

4. V. *La Pharmacie et la matière médicale au XIVe siècle*, par

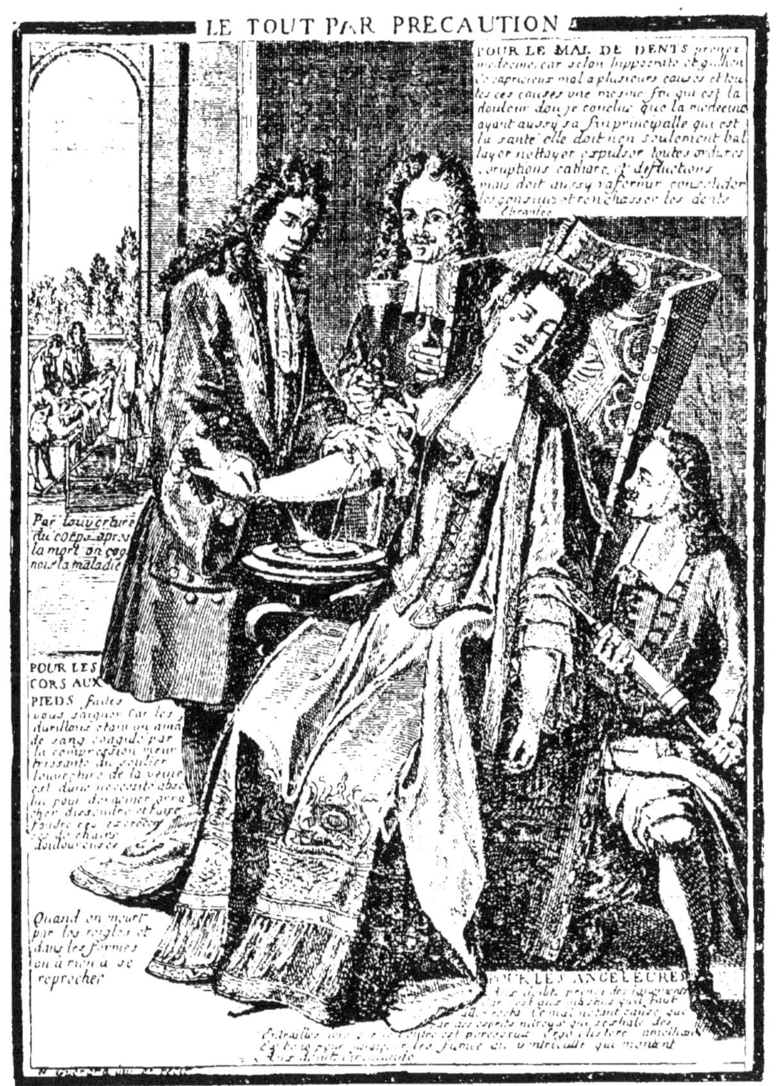

Fig. 5.

Le traitement des cors aux pieds par la saignée, des engelures par le
lavement, des maux de dents par la purgation.

Les mots *lavement*, *clystère* et *médecine* avaient,
alors, des acceptions différentes; car *lavement* et *clystère* sont employés, dans la même ordonnance, avec
médecine : ainsi l'atteste un document, conservé dans
les archives du Tarn-et-Garonne, et mis au jour par
un imprimeur érudit[1], le livre de commerce des
frères Bonis, marchands montalbanais du XIV⁰ siècle.
Ce registre est une des mines les plus fécondes pour
l'étude de la vie privée de nos ancêtres.

Des deux frères Bonis, le plus jeune était apothicaire ; en ce temps, et même beaucoup plus tard,
l'apothicaire ne se bornait pas à la vente des remèdes
et à la confection des ordonnances, il fabriquait aussi
les cierges, de la confiserie, et vendait des épices.

Bonis, comme tout apothicaire digne de ce nom, ne
se contentait pas de débiter ses drogues, il les administrait quelquefois, et dans ce dernier cas, le tarif
était sensiblement plus élevé. Ainsi « per la decoxsio
de un cristeri (clystère) *per lo donar* (pour le donner),

E. **Nicaise**, in *Revue scientifique*, 1892. Il devenait parfois nécessaire,
quand la région était dépourvue d'apothicaires, que le médecin
lui-même en fît l'office. Gui de Chauliac s'exprime ainsi à ce sujet :
« Il est fort souvent nécessaire et très utile aux médecins, et surtout aux chirurgiens, de savoir inventer et composer, et même
d'administrer les remèdes aux malades, parce qu'il leur advient de
pratiquer en des lieux où on ne trouve aucun apothicaire, ou si on
en trouve, ils ne sont pas si bons qu'il faudrait, ni si bien fournis
de tout; ou bien, il y a des pauvres qui ne peuvent acheter les
choses propres et coûteuses, alors il se faut contenter des choses
communes. » « Quant à moi, ajoute-t-il, j'avais coutume de ne jamais
sortir des villes sans porter avec moi une *bourse à clystère* et
quelques choses communes, et j'allais chercher les herbes dans
les champs, pour secourir promptement les malades avec les moyens
susdits, et ainsi j'en rapportais honneurs, profit, et un grand
nombre d'amis. » E. **Nicaise**, *loc. cit.*

1. *Apothicaires, médecins et chirurgiens montalbanais du
XIV⁰ siècle*, par Edouard **Forestié**. Montauban, 1887.

il réclamait X st. (dix sols tournois), c'est-à-dire pas
moins de 24 francs de notre monnaie! Quand il s'y
joignait un électuaire, cela coûtait 14 sols. Pour le

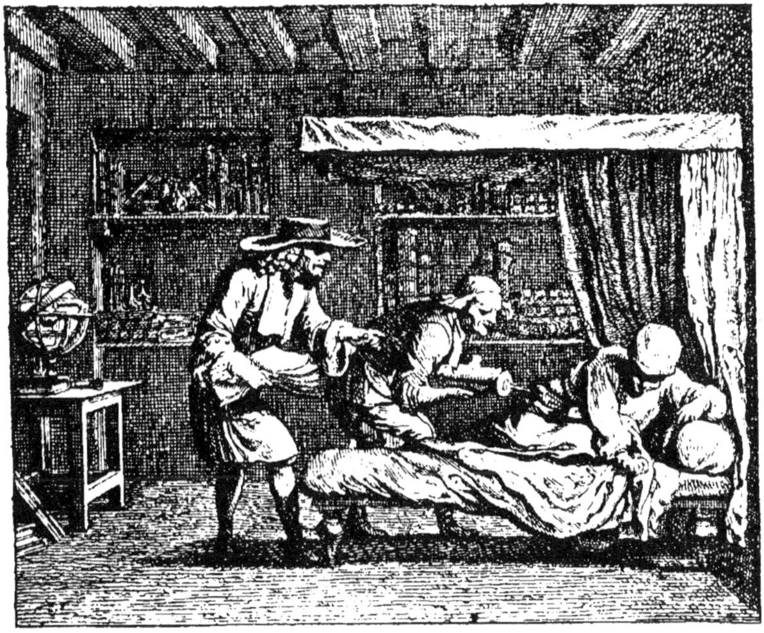

Fig. 6.

clystère seul, *sans le donar*, ce n'était plus que huit
sols, ou 19 fr. 20, le sol étant évalué 2 fr. 40.

Quand Bonis emploie le mot de *lavement*, c'est un
maniluve, employé pour un mal à la main, ou un
lavamen al cap pour la tête : en somme, une décoction
pour laver, employée concurremment avec les emplâtres et les onguents.

Medesina, comme aujourd'hui, signifiait un médicament purgatif, mais il était plus ordinairement
synonyme de remède en général, puisqu'il est dit
aussi souvent « per causas medicinals », pour choses
médicinales. Les trois premiers termes sont donc contemporains, mais n'étaient pas synonymes au moyen-
âge.

On vient de voir employer le mot de *cristeri*, dans
la pièce que nous avons reproduite. Ce terme servait
à désigner le clystère en langue romane; il s'est conservé dans le patois méridional.

Dans les pays du Nord, en Franche-Comté[1] par
exemple, on se servait plutòt du mot de *clitaire*[2], qu'on
écrivait encore *clistère*.

1. B. Prost, *Notes pour servir à l'histoire de la médecine en
Franche-Comté*, p. 16.

2. **1320**. — « A Ysabeau l'apotiqueresse, pour III *clitaires* et pour
herbes pour le nain Jehannot, le folet, XX sols : » le fou, le bouf-
fon de la comtesse. Mahaut avait, en outre, un nain du nom de
« Calot Jehan », mort en 1328 (J.-M. Richard, *Invent. des arch.
du Pas-de-Calais*, t. I, p. 363).

1329. — « Le XXVI°jour de novembre, à Merguère, l'erbière de
Petit-Pont, pour *clistère* qui fut donné à Madame, XXXII sols ».
Madame, c'est la comtesse Mahaut, d'Artois, qui mourut le 27 no-
vembre de cette année 1329.

VI

Avant l'invention de la seringue, l'instrument qui servait à donner les clystères était celui que nous avons décrit : une vessie que l'on fixait sur une canule, ou un sac en peau (bourse à clystères). On vidait la bourse en pressant dessus avec les deux mains, comme on le pratique de nos jours avec la poire en caoutchouc[1].

Bien que la seringue fût d'un usage courant au xve siècle, on recourait encore, dans certaines circonstances, à l'ancienne technique, plus douce, mais que sa lenteur avait reléguée dans l'oubli.

C'était, certes, un grand progrès que l'invention de Gatenaria, mais son instrument appelait un perfectionnement, qui permit de s'administrer soi-même le remède, ou de le recevoir sans aucun danger d'une main étrangère, et sans que la pudeur en reçût aucune atteinte. Ce fut le mérite de Régnier de Graaf de

---

1. « 1581. — On les vouloit donner (les clystères) avec manche ou poche de cuir, qui pour le mieulx doit estre de peau de chat, qui est plus moufle que nulle autre. Et lors on commençoit à replier la manche par un bout, et on continuoit de la replier et entortiller en soy mesme et, en cette sorte, le clystère couloit doucement. Mais cette façon est plus longue et moins commode que la seringue qui depuis a esté trouvée, avec laquelle un homme seul donne aysément le clystère. Il est vrai qu'elle faict toujours du vent à la fin. » *Recueil de recettes*, Bibl. Richelieu, Ms. fr. n° 640, cité par GAY. *Glossaire archéologique*, art. *Clistère*.

combiner un appareil qui répondît à ces indications.

« Il nous est arrivé très souvent, écrit-il[1], dans ce pays (il était Hollandais d'origine) où nous pratiquons la médecine, de rencontrer des malades, souffrant dans les intestins et dans d'autres régions du corps, de vives et intolérables douleurs, qu'une ou deux injections de clystère aurait pu rapidement, sûrement et agréablement... — le voilà bien le *cito, tuto, jucunde* ! — faire disparaître, se refuser néanmoins, de la façon la plus absolue, à se découvrir, afin de recevoir le remède des mains de l'apothicaire. Nous avons donc recherché avec soin s'il n'existait pas un instrument, au moyen duquel chacun pût se donner à lui-même un clystère sans danger et sans que la pudeur eût à en souffrir.

« Nos recherches à cet égard ont été inutiles, et aucun des systèmes déjà pratiqués, et qui sont venus à notre connaissance, ne nous a paru exempt de difficultés et d'inconvénients. Ce reproche peut surtout s'adresser à la *seringue*, aujourd'hui généralement employée et à laquelle se fixe une canule recourbée en ivoire, en bois ou en étain, destinée à être introduite dans l'intestin. »

Il s'agit ici de la canule recourbée, avec laquelle le malade pouvait, non sans difficulté, se donner à lui-même un lavement. Mais il y avait, en outre, la seringue droite, arme spéciale de l'apothicaire. De Graaf fait justement observer qu'avec la canule recourbée, « le clystère ne peut être poussé hors de la seringue, que celle-ci ne soit en même temps mise en mouvement. Ce déplacement se transmet à la canule introduite dans l'intestin et il en résulte que le rectum est exposé à des lésions, ou bien le clystère s'échappe et coule le long de la canule. Les accidents

1. Dans son *Traité sur les Clystères*, dont il a été publié une traduction française, en 1878, par un auteur anonyme, mais que l'on sait être aujourd'hui le chirurgien Cusco.

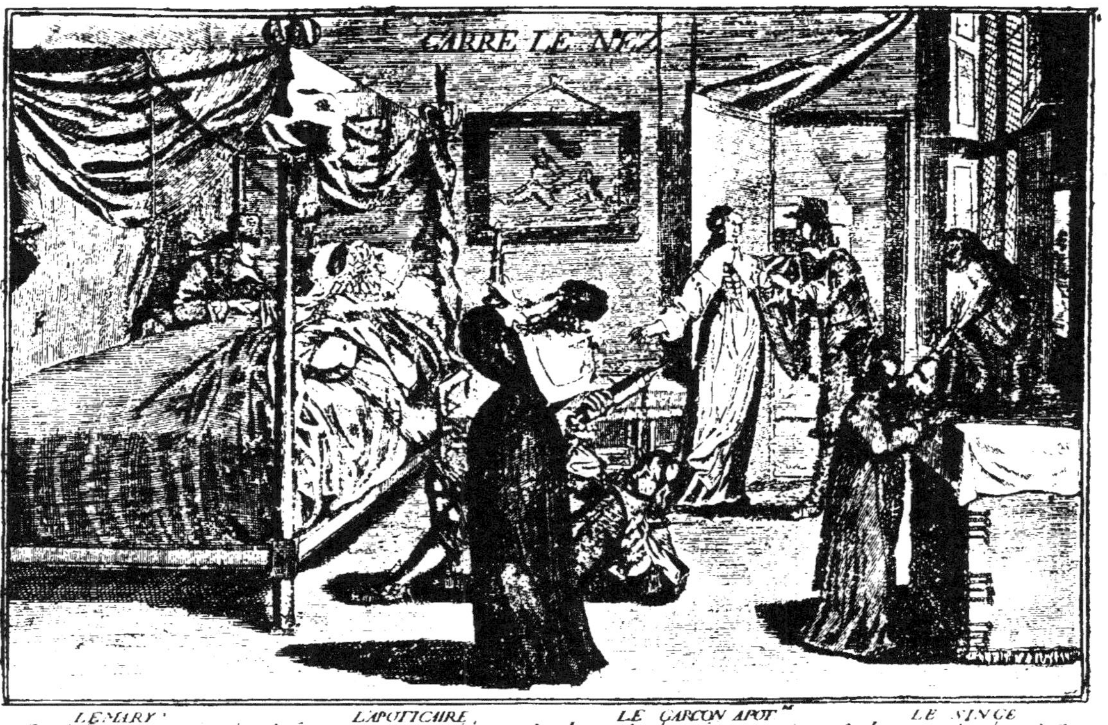

LEMARY — L'APOTICAIRE — LE GARCON APOT.™ — LE SINGE

LA FEMME — LA VOISINE — LA SERVANTE — L'ENFANT

Fig. 7

se produisent, surtout très facilement lorsque le malade ne peut employer les deux mains pour pousser le clystère hors de l'instrument. »

Le système de Fabrice de Hilden soulève aussi des objections de la part du novateur. Ce chirurgien *bene animatus, sed parum doctus*, bien intentionné, mais de peu de savoir — Gui Patin le qualifie de la sorte — ce chirurgien employait encore la vessie, à laquelle est adaptée la canule qui doit pénétrer dans l'intestin. Or, avec un pareil instrument, « le clystère ne peut être si complètement chassé hors de cette vessie, que celle-ci n'en conserve quelque résidu, et, dans le cas où la pression est trop forte, il arrive que la vessie se sépare de la canule ou bien se déchire. » De plus, ce système « exige l'emploi des deux mains, l'une pour presser la vessie, l'autre pour maintenir la canule exactement en position. »

Régnier de Graaf avait réussi à combiner un appareil, consistant en un tube intermédiaire, flexible et imperméable, grâce auquel les substances liquides pouvaient être injectées non seulement dans l'intestin, mais encore, et par le simple changement de la canule, dans l'utérus et les autres parties du corps, avec la plus grande commodité. Toute l'originalité de son invention — et ce n'était pas peu de chose — résidait dans ce tube intermédiaire entre la seringue et la canule.

Régnier de Graaf ne s'est pas contenté d'exposer dans tous ses détails la technique de l'instrument ; il le défend contre... les apothicaires !

« Nous croyons, dit-il, entendre ici récriminer certains apothicaires et dire que cet excellent instrument ne peut être propagé, sans qu'il en résulte pour eux un dommage ; mais

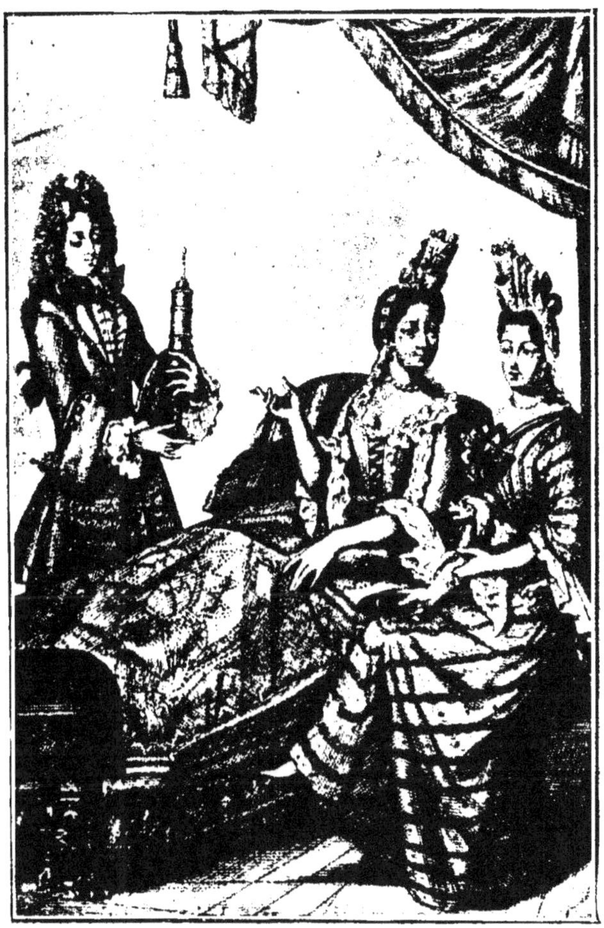

Fig. 8. — L'Agréement aux Dames.

Fréquentés bal ou Comédie
Mais avant de sortir prenés un Lavement
Cela s'appelle un Agréement
En terme de Galenterie

c'est bien à tort qu'ils se plaindraient, car le bénéfice qu'ils peuvent perdre en donnant moins de clystères, ils le retrouveront, et au delà, dans la préparation plus fréquente du remède. Il n'est pas douteux, en effet, que dans les conditions nouvelles, il ne soit plus souvent, et prescrit par les médecins, et pris spontanément par les malades eux-mêmes. Il est à remarquer, en outre, que les apothicaires seront dispensés de leur sordide et très fâcheuse besogne (*fœdam ac molestissimam operationem*), dans les cas de dysentérie, de fièvre maligne (vraisemblablement la fièvre typhoïde), et d'autres maladies contagieuses. Ils n'auront plus à exposer leur vie à de grands dangers pour un mince profit. »

Ce dernier trait montre que l'auteur connaissait bien la mentalité de l'apothicaire de son temps, celui que Gui Patin définissait : *Animal fourbissimum, faciens bene partes et lucrans mirabiliter*. Seulement, de Graaf est moins acerbe que Patin ; il préfère recourir à la persuasion qu'à la grossière invective.

C'était, d'ailleurs, un esprit observateur et judicieux. Ce qu'il dit sur l'emploi de la seringue dans les diverses maladies, sur les contre-indications et sur l'importance qu'il y a à n'user, pour les clystères, que de matières fraîches, « quoi qu'en prétendent les apothicaires », sur la constipation qui suit l'usage des purgatifs, témoigne de la valeur scientifique, bien supérieure à celle de la plupart des médecins de son temps, du célèbre anatomiste hollandais.

Si nous avons insisté sur l'exposé de sa découverte[1],

1. Encore n'avons-nous pas rapporté après combien de tâtonnements, Regnier de Graaf était arrivé à réaliser l'instrument qui fait sa gloire. Il avait successivement essayé, pour la confection de son tube, « l'intestin de lièvre, la trachée-artère d'un oiseau à long cou et le nerf de bœuf. » Ces essais n'avaient pas été heureux. « Ces divers conduits, une fois desséchés, se déchiraient facilement, ou, s'ils restaient humides après le passage du liquide,

c'est qu'elle marque une date dans l'historique d'un
instrument qui a eu sur les destinées de l'humanité
une influence qu'on n'a peut-être pas encore mise en
un suffisant relief.

« Qui nous dit, s'écrie un apothicaire teinté de littérature,
que la seringue n'a pas soufflé maintes fois la sagesse aux
législateurs des nations, et maintes fois aussi dirigé les
hommes puissants qui tiennent dans leurs mains le sort des
empires? Qui sait... si ce n'est pas elle qui a adouci la férocité de certains tyrans, harmonisé le cerveau de quelques
mélodieux poètes, tempéré leurs fiévreuses hallucinations
et enfanté des chefs-d'œuvre? Enfin, qui oserait nier que,
maniée à des heures bien choisies, elle n'eût pas comprimé
les révolutions qui ont ensanglanté le monde[1] ? »

ne tardaient pas à donner naissance à des vers. » Laissant donc de
côté ces matières, de Graaf avait eu recours à « une baleine per-
forée; mais la baleine, lorsqu'elle était trop grosse, n'était plus
assez flexible, et, lorsqu'elle était plus mince, sa flexibilité était
telle, qu'elle ne donnait plus passage au liquide. » Il se servit
alors d'une bande de cuir mince, qu'il enduisit de colle et « roula
en forme de cylindre autour d'une tige de fer, entourée elle-
même d'un fil de cuivre très fin et roulé en spirales très serrées. »
Ce n'était pas encore l'idéal : le cuivre était attaqué par certains
liquides, il fallait trouver autre chose. Mais, pour le surplus, nous
vous renvoyons à l'œuvre originale (*Traité des Clystères*, édition
de 1878, pp. 122 et suiv.)

1. PHILLIPPE, *Histoire des Apothicaires* (Paris, 1853), p. 102.

VII

N'exagérons rien, et sans attribuer à la seringue l'importance que lui donne, dans un accès de lyrique enthousiasme, un de ses apologistes les plus fervents, reconnaissons qu'elle a joué dans l'Histoire un rôle généralement insoupçonné.

Lorsque, au mois de mars 1480, Louis XI fut pris, aux Forges, près de Chinon, d'une attaque d'apoplexie, qui le mit à deux doigts de sa perte, il y avait auprès de lui un médecin italien du nom d'Angelo Catho, qui eut l'idée de faire ouvrir largement les fenêtres, alors que tous les courtisans les tenaient hermétiquement fermées, et qui conseilla, n'omettons pas ce détail, d'administrer... un clystère à Sa Majesté. Il est certain, remarque Chereau[1], que c'est à la suite de cette ouverture des fenêtres et de l'ordonnance du clystère, qu'Angelo Catho vit converger vers lui honneurs, places et richesses.

Si la réputation et l'élévation croissante de l'archiâtre sont restées un mystère pour tous les historiens, c'est qu'ils ont ignoré cette particularité ou n'ont pas pris garde à ce clystère donné si opportunément à un souverain habituellement constipé.

Il n'en fallait pas davantage pour s'attirer les faveurs d'un roi tel que Louis XI. Otez ce clystère, il n'y a plus de médecin célèbre, ni d'archevêque

1. *Union Médicale* (feuilleton du 23 octobre 1862).

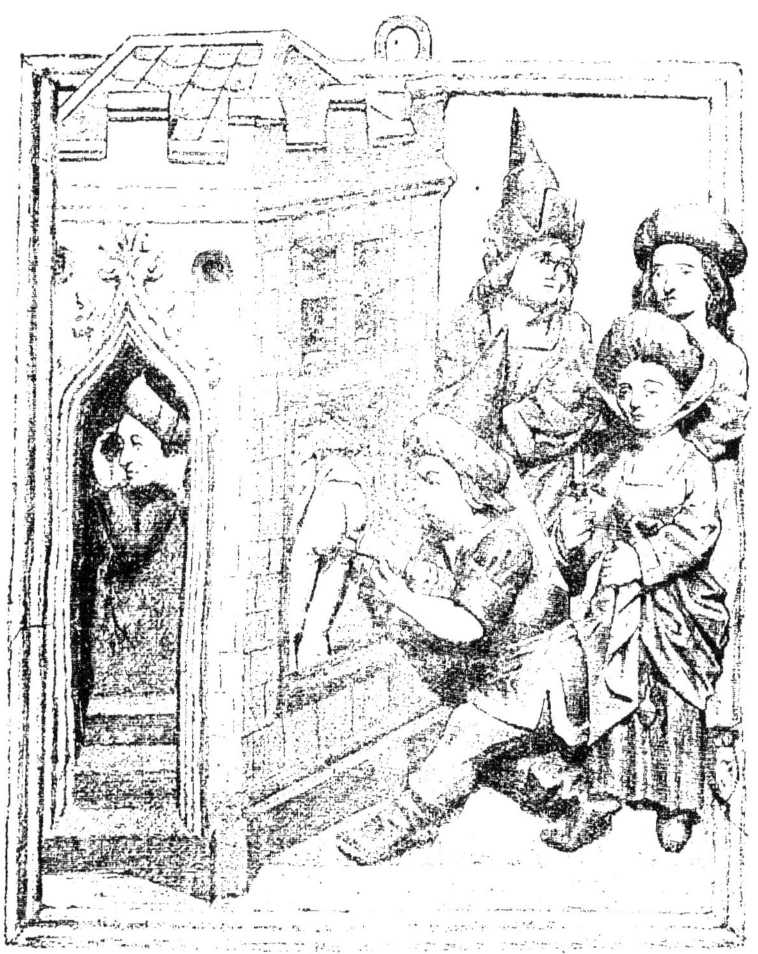

Fig. 9.
Enseigne d'apothicaire au xvᵉ siècle.

fameux ; car le roi, en récompense de ses services.
avait pourvu son archiâtre de l'archevêché de Vienne ;
ce qui lui valut une pension d'une soixantaine de
mille francs : à ce prix, combien de lavements nos
modernes apothicaires ne donneraient-ils pas !

Louis XI croyait tellement à la vertu des clystères,
qu'il en faisait administrer même à ses chiens. Quand
ses levrettes étaient malades, on les couchait sur de
jolis petits lits de plume[1], et on les « lavait » à l'aide
d'une « seringue » de cuivre — ce qui prouve, entre
parenthèses, que la seringue était déjà connue au
quinzième siècle[2].

Jusqu'au seizième siècle, la seringue resta entre les
mains des apothicaires, dont elle était un des insignes
distinctifs[3], et il fallut le grand mouvement émanci-

1. « Pour le paiement d'un petit lit de plume garny de troyes
tayes, lequel le dict seigneur a fait acheter pour mectre et coucher
l'un des levriers de la chambre, CXIV solz. Pour une seringue de
cuivre, pour laver les levriers de la chambre d'icelui seigneur, VII
solz VI deniers. » *Compte des dépenses de la Cour de Louis XI*,
année 1470; cité par MONTEIL, *Histoire des Français des divers
états*, xv° siècle.

2. M. le Dr BERTHET, qui a fait une étude spéciale de tout ce qui
a trait à l'archéologie de la médecine, nous communique le croquis,
reproduit ci-contre (fig. 9), d'une curieuse sculpture du xv° siècle,
qu'il a « découverte » au musée de Bruges, où elle est cataloguée
comme *Enseigne d'apothicaire*. Selon toute apparence, cette
enseigne — si, véritablement, c'en est une — est de provenance
brugeoise; elle a été donnée au musée en 1880, par feu M. Van
Heule-Verhulst, propriétaire à Bruges, sans aucune indication;
elle est en bois sculpté et peint, et mesure 0,48 de haut sur 0,41
de large. En nous adressant la reproduction de cette pièce, si inté-
ressante pour l'histoire des mœurs, M. le Dr Berthet nous prie de
demander si on ne connaît pas quelques œuvres analogues,
tableaux ou enseignes, peints ou sculptés.

3. Sur l'une des miséricordes des stalles de l'église Saint-Gervais,
à Paris, où les différents corps de métiers sont représentés en des
compositions naïves, un cul-de-lampe figure un apothicaire dans

pateur de la Renaissance, pour l'acclimater chez les
particuliers et en faire, si l'on peut ainsi parler, un
ustensile domestique[1].

l'exercice de ses fonctions, c'est-à-dire genou en terre et braquant
son précieux instrument sur le... postérieur d'un malade. (Cf. *La
Pharmacie centrale de France*, par Ch. SELLIER, qui fut de son
vivant, conservateur-adjoint du musée Carnavalet; Paris, 1903,
p. 121.)
    1. *Dict. de l'Ameublement et de la Décoration*, par H. HAVARD,
t. IV, f° 952.

VIII

La première seringue que l'on ait rencontrée chez un personnage de marque, appartenait à un trésorier de France, le sieur Philippe Babou de la Bourdaisière : elle était en argent. Dans l'inventaire où elle figure, et qui date de 1536, elle est orthographiée par un c, au lieu d'un s : une « ceringue. »

Il fallait être riche pour se payer une seringue d'argent[1] ; la plupart de celles qu'employaient les bourgeois étaient en cuivre ou en laiton.

On trouve encore, dans le cabinet de quelques archéologues, des seringues en écaille, en vermeil, en nacre. Ce sont de fort coquets instruments, dont les dames les plus prudes ornaient autrefois leur *toilette*, comme aujourd'hui nous mettons des bibelots sur nos étagères. On a prétendu que Mme de Pompadour en faisait un luxueux étalage dans son boudoir parfumé[2].

Un souverain qui aurait pu en montrer une jolie collection, au moins quant au nombre, c'est Louis XIII.

Son père l'avait habitué de bonne heure à ce genre

---

1. Aux XVIIᵉ et XVIIIᵉ siècles, les seringues d'argent restèrent rares et Dufort de Cheverny, dans ses *Mémoires* (t. I, p. 33), signale, à titre d'exception, le petit-fils de Samuel Bernard, qui emportait en voyage une seringue et une bassinoire en argent. L'apothicaire Riclet, dont parle Agrippa d'Aubigné, qui portait, quand il chevauchait, « une seringue à l'arçon de sa selle et de l'autre côté un pot de chambre », devait se contenter d'objets en cuivre. Plus tard, on fit des seringues en étain.

2. PHILLIPPE, *Hist. des Apothicaires*, p. 103.

de sport, bien que Henri IV[1] ne semble pas en avoir
été, lui-même, très fanatique.

On sait quel enfant terrible fut le fils du Béar-
nais ; ses mots et ses réparties sont restés légen-
daires. Un jour, rapporte son précepteur[2], on lui présente un clystère ; cela ne lui plaît point. « On l'en
presse, il tempête : *J'aime mieux mourir.* » On le
menace du roi qui venait ; il s'arrête. Enfin, un quart
d'heure après cette contestation, M. d'Epernon arrive,
qui lui dit : « Monsieur, voilà le Roi. » Soudain il
se retourne : « Hé ! donnez-le moi », et il le prend
tout.

Une autre fois, il se plaint d'une douleur au ventre ;
il commande à son médecin de lui faire administrer
un clystère : « signe, dit naïvement celui-ci, qu'il
sentait bien de la douleur. » On lui porte le clystère :
« il marchande avec l'apothicaire. La Reine y vient,
les persuasions n'ont point de lieu ; M. de Souvré le
menace du fouet, il prend le clystère : c'est le
deuxième qu'il a pris[3]. »

L'enfant-roi faisait toujours mille façons pour
prendre son lavement. Une fois, on lui avait préparé
un clystère fait de lait, de fleurs de camomille et de
sucre blanc ; « il fait beaucoup de mystères plaisants
avant que de le prendre et dit à M. de Souvré :
*Demandez à M. Héroard si ce qu'on fait prendre par
force fait pas mal.* M. de Souvré le menace du fouet,

1. Nous ne trouvons à relever, dans le livre de M. B. DE LAGRÈZE
sur Henri IV (Paris, 1885, p. 189), que cette courte mention qui y
soit relative : « A Pau, le roi de Navarre soignait sa santé. Il prenait des lavements laxatifs à 20 sols pièce (B. 47) ».

2. *Journal d'Héroard* (édition Soulié), t. I, p. 339.

3. *Id.*, t. II, p. 62.

cette menace le lui fait prendre, puis il menace M. de Souvré : *Si j'avais des verges, aussi vrai je vous en ferois prendre un.* »

Il préférait à ces remèdes qui se prennent par... en bas, ceux qui se prennent par la bouche. Après avoir pris du lait d'amandes, il dit à ceux qui l'entouraient : « Si tous les clystères étaient aussi bons que cela, j'en prendrais souvent... »

Plus tard, il se montra moins difficile, car on a calculé qu'il avait pris, en une seule année, pas moins de 212 lavements, sans préjudice de 215 purgations et 47 saignées, par ordre de son médecin Charles Bouvart[1]. Une lettre du dit Bouvart adressée à Richelieu, alors premier ministre, et que Chereau a copiée sur l'original[2], donne de la pratique de ce médecin un suffisant aperçu.

Richelieu lui-même n'échappa pas à la tyrannie du clystère. Dans le tiré à part d'une revue historique

---

1. AMELOT DE LA HOUSSAYE, *Mémoires historiques*, t. I, p. 518.

2. Voici cette lettre, qu'a publiée l'*Union Médicale* (1877), sous la rubrique : *Ephémérides médicales*, 9 décembre 1633 :

« Mon Seigneur,

« Je dis hier au soir au gentilhomme qui me parla de vostre part, que le Roy s'estoit toujours bien porté, mais que je me deffiois des deux soupers extraordinaires qui m'avoyent faict ten r quelques moyens prests. Il est donc arrivé que cette nuit le bouffrement l'a fort pressé et incommodé; cela a fléchy soubs l'évacuation de deux lavements. Il a fort bien reposé entre les deux et repose encores. J'attends son réveil pour tirer le reste par un troisiesme, ou par son infusion de casse, laquelle luy semble estre réglée de trois en trois sepmaines, et à laquelle il est fort porté ou dès ce matin ou sur le soir, et s'il ressent encore quelque desplaisir de ce reste-là. Ce qui m'a donné l'occasion de vous faire sçavoir le tout affin de vous oster de peine si vous en auriez sçeu quelque chose. Ce nous est un bien que quelquefoy il soit piqué de quelque incommodité, affin de le faire résoudre aux précautions qui pouroyent s'en ensuivre, demeurant éternellement,

de l'Anjou (1872), publié sous le titre de *Documents inédits sur le cardinal de Richelieu*, nous relevons, à la date de 1635 :

Parties fournies pour la personne de Monseigneur l'éminentissime cardinal duc de Richelieu, durant l'année 1635, par Perdreau, apothicaire de mon dit seigneur.

Du 1er janvier, un bol de casse avec sirop, III liv.

Le 6, le 8, le bol est réitéré ; le 10, l'apothicaire a fourni une médecine laxative, composée de casse, de rhubarbe, de sirop de fleur de pêcher « et autres » ; le 12, un clystère ; le 14, un nouveau clystère.

.   .   .   .

Nous ne pousserons pas plus loin la reproduction de ce mémoire d'apothicaire. Tout ce que nous en retiendrons, c'est qu'en cette année 1635, Son Eminence[1] absorba, en plus des médecines laxatives et

Mon Seigneur, vostre très humble et très obéissant et très affectueux serviteur.   « BOUVART. »

Pas très respectueux, le médecin, en parlant du « bouffrement » de son royal client, fait observer justement Chereau.

1. Voici une assez plaisante anecdote, qui pourrait prouver — si les anecdotes n'étaient, la plupart, la fausse monnaie de l'Histoire — combien Richelieu tenait à ce titre d'Eminence : nous ne la citons que pour en divertir nos lecteurs.

Le grand ministre, tourmenté de la colique, et son apothicaire étant malade, celui-ci envoie son premier garçon pour administrer au cardinal le remède qu'il avait réclamé, non sans lui avoir recommandé, au préalable, de ne pas manquer de parler toujours d'Eminence. Le compagnon, trouvant de la difficulté à introduire la canule : « S'il plaisait à Son Eminence, dit-il à l'auguste patient, de l'introduire elle-même, je risquerais moins de la blesser, attendu que Votre Eminence a deux Eminentissimes Eminences qui empêchent l'entrée du canon dans son lieu. — Allez, mon ami, lui répondit Richelieu, en éclatant de rire, allez assurer votre maître que vous êtes aussi mauvais orateur que maladroit opérateur. »

de nombreuses tasses de tisane, 127 bols de casse,
qu'Elle se fit administrer 75 clystères; tout cela se
montant à la rondelette somme de 1401 livres 14 sols.

Un vrai compte d'apothicaire!...

IX

Les premières années du règne de Louis XIV marquent le triomphe du clystère. C'est l'époque où l'on voit sortir, chaque matin, de la boutique de ces hommes mis sur la scène par Molière, tout un bataillon de jeunes gens au teint vermeil, à l'œil gaillard, qui se répandent, la main armée d'instruments de toutes les dimensions, dans les différentes rues de Paris, pour aller parler à d'autres figures qu'à des visages[1]. On les paie quinze sols[2], et jusqu'à un écu par visite.

A ce métier, d'aucuns acquirent un véritable tour de main, une dextérité sans pareille : il y eut des virtuoses du clystère, comme il existe des virtuoses de la musique et du chant. Il y eut cependant de grandes dames austères, qui se refusaient à entrer en conversation avec le porte-seringue. Bon nombre préparaient elles-mêmes tous les ingrédients nécessaires à la délicate et discrète opération qu'elles ne voulaient pas

1. A la première représentation du *Malade imaginaire*, Molière faisait dire à Béralde : « On voit bien que vous n'êtes accoutumé qu'à parler à des c... » Le soulèvement du parterre à ces mots l'obligea à faire cette variante : « On voit bien que vous n'avez pas accoutumé de parler à des visages. » Edition de 1821.

2. Un clystère se payait au minimum 15 sols, ce qui engendra l'épitaphe souvent citée :

> *Ci-gît qui, pour un quart d'écu,*
> *S'agenouillait devant un c...*

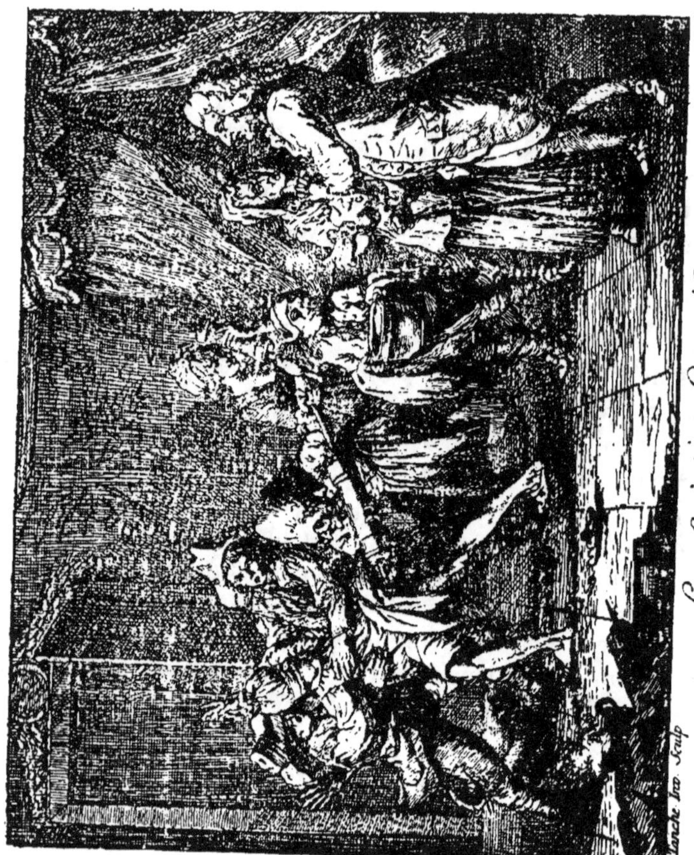

Le Cristère donné.
Fig. 10.

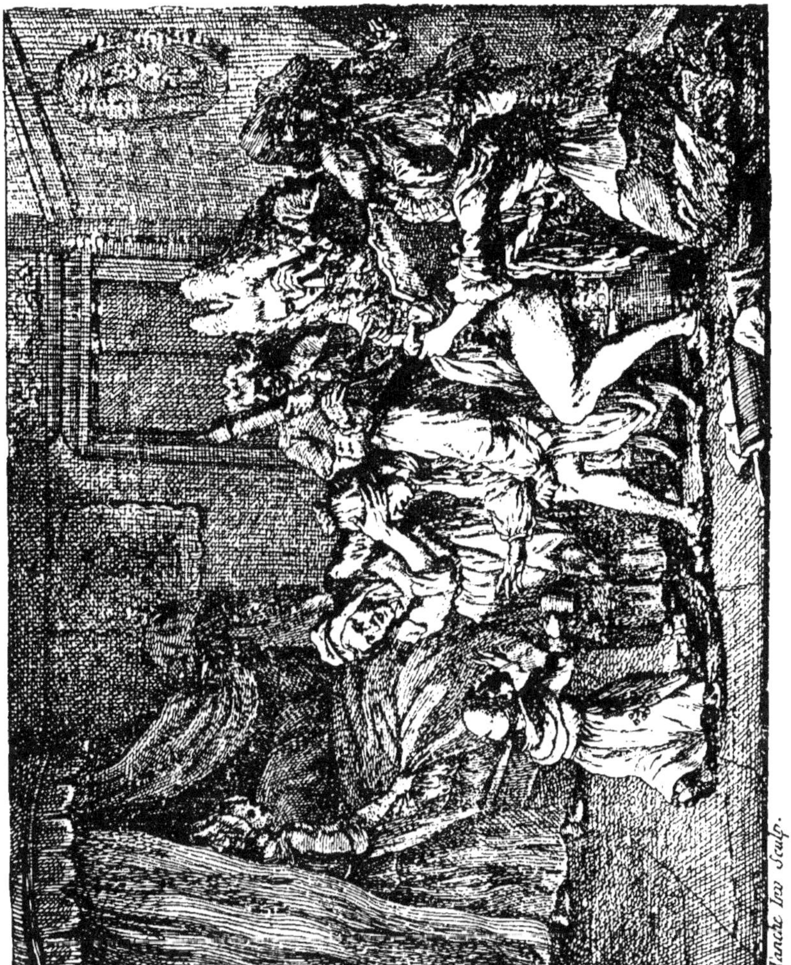

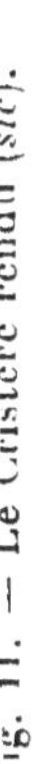

Fig. 11. — Le Cristère rendu (sic).

confier à leur camériste, et la suprême manœuvre
resta le privilège de leurs mains aristocratiques.

Depuis qu'avait été retrouvé le secret de Ninon, qui
n'avait conservé, dit-on, sa fraîcheur que grâce au
clystère quotidien, c'était à qui recourrait au remède
salutaire, à cette fontaine de Jouvence qui « répare
des ans l'irréparable outrage. »

Lors de la grande vogue des clystères, les femmes
de qualité en prenaient jusqu'à trois et quatre par
jour, pour se garder le teint frais; les petits-maîtres
renchérissaient, afin de se conserver la peau blanche.

Les apothicaires s'ingénièrent de leur côté : ils pré-
parèrent des clystères à la fleur d'orange, à l'angé-
lique, à la rose, à la bergamote.

Il n'était pas aussi aisé qu'on le pourrait supposer,
d'administrer un clystère selon la formule de la vieille
école. « Il faut avoir fait un bon noviciat, écrit gravement un historiographe badin, avant de gagner ses
chevrons et avant d'arriver à la perfection dans ce
difficile ministère. Tantôt la main peu exercée tremble,
cherche sans pouvoir trouver, hésite et se fatigue
inutilement; tantôt elle dévie, s'égare et fait fausse
route; quelquefois elle est trop vive, trop impétueuse,
et ne connaît ni tempérament, ni obstacles; dans
d'autres cas, elle est trop timide, trop lente, et tourne
autour de la place sans oser l'attaquer; tantôt l'instrument dont elle est armée incline d'un côté ou d'un
autre, se fourvoie et va frapper qui ne l'appelle pas;
ou bien, la charge hydraulique s'échappe par des
fissures inaperçues et va inonder tout le mobilier de
la chambre.

« D'autres fois, la température du liquide est trop
élevée, et les parois du tube presque brûlantes, en

sorte qu'arrivé au port, l'opérateur est forcé de battre en retraite. C'est donc une stratégie qui demande de longues et patientes études.

« L'arme dont on se sert doit présenter aussi des conditions sans lesquelles l'opération peut échouer. Et d'abord, la forme doit en être commode, les parois lisses et polies ; le siphon doit avoir une amplitude raisonnable, et le piston des mouvements doux et faciles, afin que le liquide se répande comme une légère et bienfaisante rosée, et non comme une pluie battante dans l'intestin ; il faut que le piston opère son mouvement d'ascension sous la main qui le presse et le sollicite, sans effort, sans peine et presque sans travail ; que la canule n'ait aucune aspérité, afin de ne pas offenser les feuillets dont la prévoyante nature a tapissé le seuil d'une aussi délicate entrée[1]. »

Ah ! qu'en termes galants... et combien devaient être habiles à manœuvrer leurs armes les « mousquetaires à genoux ! »[2]

C'était, jadis, un véritable cérémonial que l'administration d'un clystère ; entendez le docteur Dardanus, un vétéran de l'apothicairerie, qui nous paraît fort versé dans la matière :

« Au moment de l'opération, écrit cet ancêtre badin, un des derniers représentants de l'esprit gaulois, le malade doit quitter tout voile importun : il s'inclinera sur le côté droit, fléchira la jambe en avant, et présentera tout ce qu'on lui demandera, sans honte ni fausse pudeur.

---

1. *Histoire des Apothicaires*, auct. cit., p. 113.
2. Expression employée par Boursault, dans son *Mercure Galant.*

« De son côté, l'opérateur, habile tacticien, n'attaquera pas la place comme s'il voulait la prendre d'assaut, mais comme un tirailleur adroit qui s'avance sans bruit, écarte ou abaisse des broussailles ou des herbes importunes, s'arrête, cherche des yeux, et qui, lorsqu'il a aperçu l'ennemi, ajuste et titre : ainsi l'opérateur usera d'adresse, de circonspection, et n'exécutera aucun mouvement, avant d'avoir trouvé le point de mire. C'est alors que, posant révérencieusement un genou en terre, il amènera l'instrument de la main gauche, sans précipitation ni brusquerie, et que, de la main droite, il abaissera *amoroso* la pompe foulante, et poussera avec discrétion et sans saccades, *pianissimo*. »

On ne s'étonnera plus, après cela, de l'estime en laquelle on tenait le bon apothicaire, et les mémoires de M. Fleurant nous paraîtront à peine exagérés, si nous songeons à la maîtrise qu'exigeait un art aussi compliqué.

Quand Argan lit, dans son fameux mémoire, le détail de tous les clystères qui lui ont été fournis : clystères insinuatifs, réparatifs et émollients; clystères détersifs, carminatifs et tempérants; quand il fait ses réflexions sur ce compte d'apothicaire et qu'il parle sa propre langue, qui est celle du vulgaire, il se plaint de la cherté des lavements et prétend que c'est pour ne pas avoir pris assez de lavements pendant le dernier mois qu'il s'est mal porté. C'est qu'au temps de Molière, si les hommes du métier disaient toujours *clystère*, les autres — le *profanum vulgus*, — employaient déjà le mot de *lavement*.

X

Dans la *Tontine*, de Le Sage, le médecin Trousse-
Galant dit à son malade Ambroise, qu'il lui faut une
saignée précédée d'un lavement; mais, se tournant
vers l'apothicaire, il ajoute : « Allez vite, monsieur Bolus, préparer vous-même ce clystère et l'ap-
portez. »

Des écrivains du grand siècle n'ont pas hésité à
employer le mot de *lavement*. Mme de Sévigné écrira :
« Je crois que M. d'Hacqueville vous mande toutes
les nouvelles : pour moi, je n'en sais point : je serais
toute propre à vous dire que le chancelier a pris un
lavement. »

Quant à Saint-Simon, il y a recours dans maintes
circonstances. Vous connaissez sans doute l'histoire
qu'il a si bien contée, mais vous ne nous pardonneriez
pas de ne la point rééditer.

« Un soir qu'il y avait comédie à Versailles, la
princesse, après avoir parlé toutes sortes de langages,
vit entrer Nanon (ancienne femme de chambre de
Mme de Maintenon), et aussitôt s'alla mettre, tout
en grand habit comme elle était et parée, le dos à la
cheminée, debout, appuyée sur le petit paravent entre
les deux tables. Nanon, qui avait une main comme
dans sa poche, passa derrière elle et se mit comme à
genoux. Le roi, qui en étoit le plus proche, s'en aperçut
et leur demanda ce qu'elles faisoient là. La princesse

se mit à rire, et répondit qu'elle faisoit ce qu'il lui arri-
voit souvent de faire les jours de comédie. Le roi
insista.

— Voulez-vous le savoir, reprit-elle, puisque vous
ne l'avez point encore remarqué? C'est que je prends
un *lavement* d'eau. — Comment, s'écria le roi mourant
de rire, actuellement, là, vous prenez un *lavement*?
— Hé! vraiment oui, dit-elle. — Et les voilà tous
quatre à rire de tout leur cœur. Nanon apportoit la
seringue toute prête sous ses jupes, troussoit celles de
la princesse, qui les tenoit comme se chauffant, et
Nanon lui glissoit le clystère. — Les jupes retom-
boient et Nanon remportait sa seringue sous les
siennes : il n'y paraissoit pas. »

En scrupuleux historien qui se fait un devoir d'être
bien informé sur toutes choses, Saint-Simon[1] termine
son récit, en nous apprenant combien de temps la
princesse pouvait rester sans être incommodée par son
médicament.

On trouve encore dans Saint-Simon une anecdote
sur le « lavement » donné par M. d'Estoublon à la
belle Mme de Brégis[2]. Celle-là, bien plus drôle
racontée par le malin duc, ouvre un jour singulier
sur la barbarie, au point de vue du confortable et
des vulgaires convenances, de la cour du Grand Roi.

Les combles des palais royaux avaient été aména-
gés en petites chambres, comme les cellules d'un couvent, pour y loger les personnes les plus favorisées
qui suivaient la Cour. Cette disposition de logement

1. T. IV, des *Mémoires*, édition Chéruel, p. 232.
2. Cf. *Intermédiaire des Chercheurs et Curieux*, 1878, n° 250,
p. 596; et 1884, n° 397, p. 694.

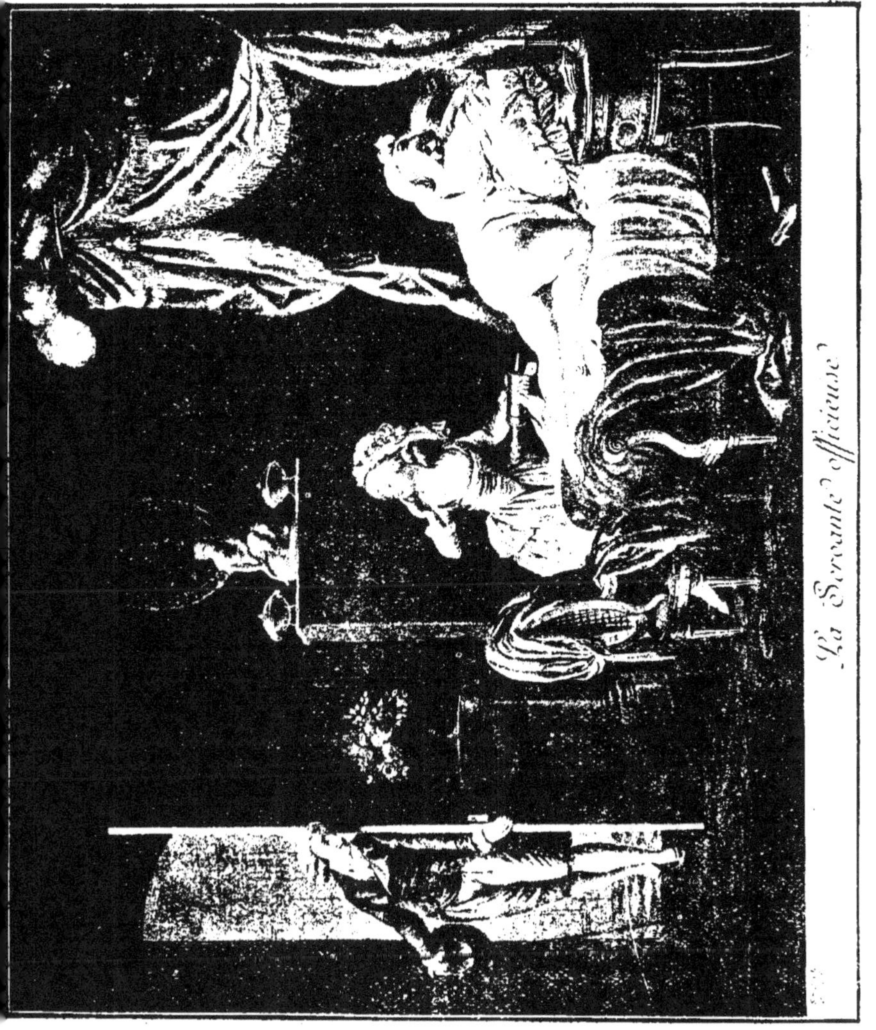

La Servante officieuse

Fig 12.

amenait quelquefois les aventures les plus drola-
tiques.

Un soir donc, certaine dame était couchée dans
son lit, la tête tournée vers la ruelle, et découvrait
à sa femme de chambre des charmes que Voiture a
daigné célébrer en vers précieux, tandis que la camériste, armée de l'instrument redouté de M. de Pourceaugnac, se préparait à opérer. Mais laissons parler
Saint-Simon et ne poursuivons pas plus avant le récit
de la piquante aventure.

« Estoublon étoit de bonne condition[1] et Proven-
çal, un fort honnête homme, mais plaisant au dernier
point, et un grand homme noir, olivâtre, qui ne rioit
jamais, avec je ne sais quel air niais et naturel, dont
il attrapoit les nouveaux venus.

« Une fois, passant devant la chambre de Mme de
Brégis, qui donnoit sur une galerie, à Saint-Germain,
il en trouva la porte entr'ouverte et la vit sur son lit.
Il se glisse doucement, insinue le lavement, remet la
seringue et se retire.

« La femme de chambre, qui était allée dans la
garde-robe chercher je ne sçay quoi, revient et propose à sa maîtresse de se remettre en posture ; elle
demande ce qu'elle veut dire, et ajoute enfin qu'elle
rêve apparemment. Grande cacophonie entre elles.
Enfin la femme de chambre regarde à la seringue et
la trouve vuide, et proteste tant et si bien qu'elle n'y
a pas touché, que la Brégis croit que c'est le diable
qui lui a donné son lavement.

« C'étoit une antique beauté et grande intrigante,

____

1. Estoublon n'est autre que Jacques de Grille, marquis d'Estoublon.

et à qui. de la Régence et de la jeunesse du Roy et de
Monsieur, il étoit resté une grande familiarité avec
eux et avec la Reine-Mère. Dès qu'elle parut chez
elle, voicy le Roy et Monsieur à lui parler de lavement ;
et elle, étonnée et furieuse tout ce qu'on peut l'être,
apprit, la dernière de la Cour, ce qu'elle devoit à
Estoublon[1]. » Un pareil trait ne pouvait échapper à la
malignité publique ; on s'empressa de le porter au
théâtre[2]. Les Mémoires de Saint-Simon foisonnent
d'historiettes de ce genre.

On ignore généralement le rôle que joua un lavement dans le procès de préséance du maréchal de
Luxembourg contre les pairs, ses anciens. Il s'agissait
d'obtenir de la duchesse douairière de Saint-Simon les
lettres d'État qu'elle possédait et qui eussent retardé
la solution de l'affaire, qui prenait mauvaise tournure.
Mais alors survint un fâcheux contretemps ; laissons,
pour la suite, parler l'auteur des *Mémoires*[3].

« Ce contre-temps, le dirai-je à cause de sa singularité ? M. de Richelieu avait pris un lavement et, sans
le rendre, vint de la place Royale chez Riparfonds
(l'avocat), de là chez le premier président avec nous
et avec nous vint chez Riparfonds, y demeura avec

1. *Mémoires de Dangeau*. t. II, p. 134.
2. C'est dans cette historiette que de Villiers a dû puiser le
sujet de sa nouvelle galante : *L'Apothicaire de qualité*. Le comédien Villiers est l'auteur du recueil : *Les Diversités galantes*, et de
cinq pièces de théâtre, dont l'une, la *Vengeance du marquis*, est
une réponse à l'*Impromptu de Versailles*. Jal, dans son *Dictionnaire de biographie critique*, après avoir dit que Molière le tira de
l'oubli en le ridiculisant, nous apprend qu'il se nommait de son
vrai nom Claude Deschamps.
3. Nous puisons l'anecdote dans le très attachant ouvrage de
M. E. Locard : *Le XVIIe siècle médico-judiciaire* (Thèse de Lyon).

nous à toute la discussion, enfin vint chez moi. Il est vrai qu'en arrivant il demanda la garde-robe et y monta en grande hâte; il y laissa une opération telle que le bassin ne la put contenir, et ce fut ce temps-là qui donna à ma mère le temps de faire ses réflexions, et de m'envoyer redemander mes lettres d'État. S'exposer à toutes ces courses et garder un lavement si longtemps, il faut avoir vu cette confiance et ce succès pour le croire. »

XI

Songera-t-on, après ces citations, à diminuer l'importance historique de la chaise percée? Ce rôle, non seulement il n'a pas été exagéré, mais on commence à peine à le soupçonner, aujourd'hui que la pathologie tend à forcer, fût-ce par effraction, le domaine sacrosaint de l'Histoire.

Il est des esprits pénétrants qui semblent avoir pressenti cette révolution, que nous voulons espérer pacifique. Il y a près d'un demi-siècle[1], l'exquis écrivain de l'*Étui de nacre*, le délicieux créateur du type de Sylvestre Bonnard, écrivait :

« Ce siècle pompeux et scatologique, qui suivait respectueusement, avec Fagon, le roi du trône à la chaise-percée, semble particulièrement préoccupé de médecines et de purgations. Les farces royales de Molière, écrites dans le ton de la cour, sont pleines de lavements et de laxatifs. La seringue était, à Versailles, ce que le phallus était à Hiéropolis. Les dames, Mme de Sévigné, la princesse Palatine, écrivaient des lettres qui eussent fait rougir Vadé. Racine, malgré son noble génie, avait, en ceci comme en tout, le goût du temps. La main qui écrivit *Athalie* traça cette phrase : « Il n'y a point de plaisir d'écrire à des gens

---

1. Dans l'*Amateur d'Autographes*, du 1ᵉʳ février 1869, p. 44.

qui sont encore dans les remèdes, et c'est trop exposer des lettres. »

Remède était un mot employé par délicatesse, pour faire entendre la chose sans la faire imaginer. « *Remède* est vague et équivoque dans cette acception ; mais c'est à cause de cela même qu'il est honnête[1] ; et il n'est pas nécessaire, dans toutes les circonstances, et devant des personnes de toutes sortes, de s'exprimer sur ce dont il est question, avec la précision d'une ordonnance de médecin. »

De quand date cette substitution du mot *remède* au mot *lavement*? Boileau l'emploie, mais ce n'est que plus tard qu'il deviendra d'usage courant.

Au temps où régnait la prude Mme de Maintenon, certains ecclésiastiques s'étaient scandalisés de ce qu'on fît usage d'un substantif applicable à une cérémonie de l'église. Grande fut la rumeur à la Cour, plus encore qu'à la ville.

Les Jésuites, ayant gagné à leur cause l'abbé de Saint-Cyran, profitèrent du crédit de ce dernier auprès de Louis XIV, pour faire mettre le mot *lavement* au nombre des expressions déshonnêtes, de sorte que l'abbé de Saint-Cyran blâma publiquement le Père Garasse, qui avait osé s'en servir. — Mais, répliqua le bon Père Garasse, je n'entends par *lavement* qu'un bain local, une ablution ; ce sont les apothicaires qui l'ont profané en l'appliquant à un usage messéant. »

1. BOILEAU lui-même ne craint pas de l'employer :

Nul n'est si bien soigné qu'un directeur de femmes ;
Quelque léger dégoût vient-il le travailler,
Une froide vapeur le fait-elle bâiller,
Un escadron coiffé d'abord court à son aide :
L'une chauffe un bouillon, l'autre apprête un remède.

Il fut donc décidé qu'on substituerait le terme de
remède à celui de lavement : le roi voulut bien
accorder cette grâce à son confesseur, le Père Letel-
lier. L'Académie reçut l'ordre d'insérer le nouveau
mot dans son *Dictionnaire*, et le Roi-Soleil consentit,
en présentant sa... lune à l'apothicaire, à ne plus
parler de lavement, mais de remède : ce qui n'empêcha
pas l'ancien mot de rester pour longtemps encore
dans la langue[1].

1. « Comment me faire guérir? dit Pangloss. Je n'ai pas le sou,
et dans toute l'étendue de ce globe, on ne peut ni se faire saigner,
ni prendre un *lavement* sans payer. » (VOLTAIRE) « Quant à moi,
j'aime cent fois mieux voir dans l'émail des prés des guirlandes
pour les bergères, que des herbes pour les *lavements* ». (J.-J. ROUS-
SEAU). Ces deux citations suffiront pour la démonstration.

XII

Les statisticiens, qui ont tous les courages, n'ont pas eu celui de dénombrer les lavements que se fit administrer le Grand Roi. Sans doute, ils donnent des chiffres, mais ceux-là ne peuvent être qu'approximatifs. Nous avons eu, pour notre part, la curiosité de relever, dans le *Journal de la santé du Roi Louis XIV*, toutes les pages où il est question de clystères, mais nous avons renoncé à en faire le compte : ils sont trop !

En 1652, Vallot vient d'être pourvu de la charge de premier médecin de Sa Majesté, vacante par le décès du sieur Vautier. Le roi se trouve « travaillé d'un léger flux de ventre » : l'archiâtre lui prescrit un « bon régime de vivre », et un lavement à base d'huile d'amandes douces, de miel violat et d'électuaire lénitif, le tout dissous dans une décoction d'orge.

Quelques jours plus tard, Sa Majesté, après avoir mangé trop de fruits, a un nouveau dérangement : le même remède trouve son indication.

L'année suivante, l'affection s'aggrave. Le roi présente tous les symptômes d'une entérite, ce qui ne l'empêche point de partir en campagne ; mais, arrivé à Montmédy, on est contraint de lui faire prendre un lavement, en descendant de cheval, « étant encore tout botté, et en un lieu le plus désolé et le plus incommode de tout le royaume. »

Vallot ne se met pas en frais d'imagination : son

royal client est-il repris de troubles intestinaux, il
appelle à son aide l'instrument de M. Purgon; tout

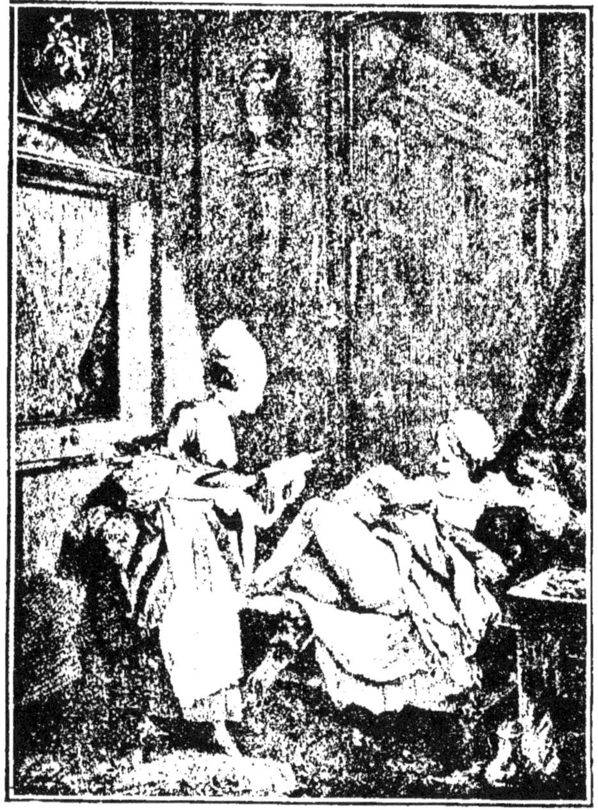

Fig. 13. — Le Curieux, par Baudouin (XVIIIe siècle).

au plus modifie-t-il la composition de ses clystères.
La mauve, le bouillon blanc, la graine de lin alternent
avec l'huile d'amandes douces et l'eau rosée: parfois,

il ajoute un peu de jalap, mais non sans précaution dans le maniement de cette substance active.

Le roi a-t-il des accès de fièvre, le lavement précède la saignée, quand il ne la suit pas. Est-il pris de ses « vapeurs », on lui donne des lavements... d'orgeat! Doit-il se purger, il s'y « prépare » par un lavement.

Un jour qu'il a mangé « quantité de truffes peu mâchées », il a une indigestion et rejette ses truffes « nullement digérées ». On le fait s'abstenir de viandes solides, et on lui administre « un petit lavement doux ». Dans cette circonstance, du moins, le remède était indiqué. Il prit un nouveau lavement sur le soir : rien de mieux, à coup sûr.

Vallot usait « avec munificence » des lavements, tellement que l'usage dégénéra en abus. Si l'on veut, a-t-on ajouté, remonter à la cause première, à l'origine véritable de la fistule du roi, on la trouverait peut-être dans « l'excès de ce remède réitéré à tout propos, et dont l'application exigeait l'emploi d'un engin mécanique qui n'est point sans inconvénients[1]. »

Cette opinion nous paraît vraisemblable, mais Vallot n'est pas le seul qu'il faille incriminer. Quand d'Aquin lui succédera, en 1672, il adoptera la médication qui a fait ses preuves, et il défendra, en toute occasion, son prédécesseur « contre les ignorants en médecine et les envieux. »

Mais viendra le moment où le royal patient se lassera d'être ainsi torturé. Après la « grande opération », Louis XIV refuse énergiquement de se livrer pieds

---

1. GUARDIA, *La Médecine à travers les siècles*, p. 343.

et poings liés à ses apothicaires, et, pendant plus de vingt ans, il persistera dans sa résolution, dont aucune insistance ne parviendra à triompher, jusqu'au jour où survint un incident, dont se hâta de profiter l'entourage pour vaincre une répugnance jusque-là insurmontable.

Le 6 du mois de mars (1709), S. M., « en approchant de l'heure de son dîner, s'étant mise à sa chaise, selon sa coutume, pour essayer d'aller à la garderobe, les douleurs deviennent si pressantes », qu'on va quérir les médecins. Ceux-ci prononcent qu'il n'y a qu'un remède à ce mal : un lavement.

Le roi paraît soulagé, mais l'accalmie ne dure guère : un second clystère devient nécessaire. Celui-ci réussit mieux, mais les mêmes phénomènes s'étant reproduits, on recourt, les jours suivants, encore aux lavements. Inutile d'ajouter que le malade ne pouvait tirer, à la longue, aucun bénéfice de cette médication auxiliaire; et Fagon, qui la remit en honneur, ne cherchait d'ailleurs, par ce moyen, qu'à calmer momentanément les épreintes et les tranchées provoquées, et l'ont peut dire entretenues par les écarts de régime du monarque, autant que par l'abus qu'il faisait des purgatifs et des lavements.

XIII

Un humoriste[1] a écrit : « le *Malade imaginaire* n'est,
d'un bout à l'autre de ses mortels trois actes, qu'un
dithyrambe au clystère : d'où il résulte que Louis XIV
avait la rate lourde, comme Ubu le scatophage. »
Ceci explique-t-il cela?

La première édition du *Malade*, imprimée en France,
porte la date de 1675; elle fut publiée par les soins de
la veuve de l'auteur, pour corriger la fâcheuse impres-
sion produite par la publication d'éditions apocryphes
faites à l'étranger.[2]

Molière a-t-il seulement pensé au roi et a-t-il
voulu le divertir, par ses épigrammes, aux dépens
des apothicaires? Il ne faut pas oublier que si
Louis XIV fut plus clystérisé qu'aucun de ses sujets
— on n'est pas souverain impunément! — le lavement
était depuis longtemps à la mode.

On a lu l'histoire contée par Saint-Simon et qui a
trait à une princesse; cette princesse, — la duchesse
de Bourgogne — se faisait donner le clystère dans le
cabinet même du roi, à peine dissimulée derrière un
paravent. « Elle se tenait debout devant le feu et la
femme qui le lui donnait (le remède) se mettait à
genoux, après s'être avancée en rampant sur les pieds

1. Emile BERGERAT, dans une de ses chroniques.
2. M. RAYNAUD, *Les Médecins au temps de Molière*, p. 417.

et sur les mains ; cela passait pour gentillesse[1] ». Au
xviie siècle, cet exemple princier en est une preuve,
la pratique du clystère était donc répandue dans la
meilleure société. Mais nous pouvons produire d'autres
témoignages.

Le comte de Laval (Mme de Staal-Delaunay nous
en instruit) se faisait administrer deux lavements par
jour. Le chancelier Séguier n'allait jamais au Conseil
sans avoir pris, au préalable, un clystère.

Le 25 septembre 1676, Mme de Sévigné mande à
sa fille, que Mme de Coulanges et Beaujeu (sa
demoiselle), ont été malades en même temps : « pas
un remède n'a été ordonné dans la chambre qui ne
l'ait été dans la garde-robe : un lavement, un lavement ; une saignée, une saignée. »

Le 25 septembre 1703, Mme de Coulanges écrit à
Mme de Grignan, que Mme de Lesdiguières est très
malade, et qu'Helvétius[2] lui fait prendre des lavements
d'herbes vulnéraires avec de l'eau d'arquebusade.

Charles de Sévigné mande, d'autre part, à sa sœur,
Mme de Grignan : « La Divine (Mlle de Plessis) a dû

1. *Correspondance de Madame*, édit. Brunet, t. II, p. 126.
2. Adrien Helvétius, père du philosophe de ce nom, prétendait
guérir toutes les fièvres intermittentes par des lavements de
décoction de kinkina, ayant remarqué la difficulté de faire prendre
par la bouche ce médicament, surtout en poudre et en opiat, aux
seigneurs de la Cour dont il était le médecin. Les Allemands
n'accueillirent pas cette méthode, moins parce qu'elle ne réussit
pas toujours que par une raison singulière de dignité. Un médicament aussi noble et aussi héroïque ne devait pas être, selon eux,
profané par son introduction dans d'aussi ignobles voies. (Cf. Joh.
Jac. Bajer, *De jucundo in prax. med.*, p. 14. Des barons
allemands n'auraient pas toléré qu'on leur donnât un clystère : à
preuve ce que rapporte le célèbre médecin allemand Wolfgang
Wedelius (*De medicam. composit. extempor.*, sect. 1, cap. 8).

prendre ce matin un lavement, à cause d'une brû-laison insupportable qu'elle avait à l'endroit par où était sorti un flux de son ventre qui la tourmentait depuis hier midi (1ᵉʳ janvier 1676). »

On parlait de toutes ces matières librement. Il n'est personnage illustre ou de marque qui n'eut recours au bienfaisant clystère.

Bossuet[1] en prit beaucoup, surtout à la fin de sa vie. Louvois, dont la fin est, pour beaucoup, mysté-rieuse, alors qu'elle fut très naturelle, mourut, dit Saint-Simon, en rendant un lavement.

La Bruyère, mourant, prit un lavement de tabac[2].

L'abbé de Choisy rapporte, dans ses *Mémoires*, que Mgr de Valence ayant pris un bouillon pointu, M. des Grais dut tourner le dos pour lui permettre de le rendre.

Mme de La Fayette ne conte-t-elle pas qu'Henriette d'Angleterre prit un lavement, sur l'ordre de Vallot, durant la fameuse nuit où elle trouva la mort ? Mais nous ne sommes pas au bout de la litanie.

Madame, duchesse d'Orléans, narre, dans une de ses lettres (22 mai 1675), que ses médecins lui ont fait donner 72 lavements pendant une maladie. Plus loin, (22 décembre 1712), elle ajoute : « Je suis très lasse... des remèdes qu'il m'a fallu prendre : un lavement, 7 médecines en pilules, et deux saignées, le tout en dix semaines. » La même écrivait, le 18 juin 1719 : « La duchesse de Berri (fille du Régent) a une maladie

---

1. V. le Journal de l'abbé Ledieu : cf. *Intermédiaire*, 1896, pp. 513 et suiv.

2. Un remède très employé contre le *volvulus* était le lavement de fumée de tabac ; un appareil spécial permettait l'introduction dans le rectum des vapeurs tabagiques, froides ou chaudes.

bien singulière. Deux fois par semaine on lui donne une médecine et, à jour passé, un clystère. Cela lui fait du bien. Son mal vient de son affreuse gloutonnerie. »

XIV

On connaît la scène grotesque du lavement administré en grande pompe à Louis XV, et dont le grand-
maître de la garde-robe, M. le duc de La Rochefoucauld-Liancourt, nous a conservé le divertissant récit.

Le mercredi 27 avril 1774, Louis XV, pensant que
le malaise qu'il éprouvait provenait d'une simple
indigestion, s'enferma dans les appartements de
Mme du Barry, où il prit plusieurs lavements[1]. Il
refusa de voir ses médecins.

Le vendredi 29, il est question à nouveau de
donner un lavement au roi. On le traîne à grand peine
sur le bord de son lit, et là on le poste dans l'attitude
convenable à la circonstance. « La Faculté, rangée
autour du lit, fit place, en se mettant en haie, au
maître apothicaire, qui arrivait la canule à la main,
suivi d'un garçon apothicaire, qui portait respectueusement le corps de la seringue, et du garçon de
la chambre, tenant la lumière destinée naturellement
à éclairer la scène. M. Forgeot (c'est le nom du
maître apothicaire), placé avantageusement, allait
poser et mettre en place la canule, quand tout à coup

1. « On dit que le roi aimait si éperdument Mme de Châteauroux
que, dans une maladie qu'elle eut, il lui donnait lui-même ses
lavements et ses médecines, parce qu'elle s'obstinait à n'en
vouloir point prendre de toute autre main que de celle de Sa Majesté. »
Le Pot pourry de Menin, in *Souvenirs et Mémoires* (Gougy éditeur),
15 avril 1900, p. 306.

le garçon de la chambre, voyant que la lumière qu'il porte donne en plein sur le derrière royal et s'imaginant apparemment que son effet peut être dangereux pour la santé ou la commodité de Sa Majesté, arrache

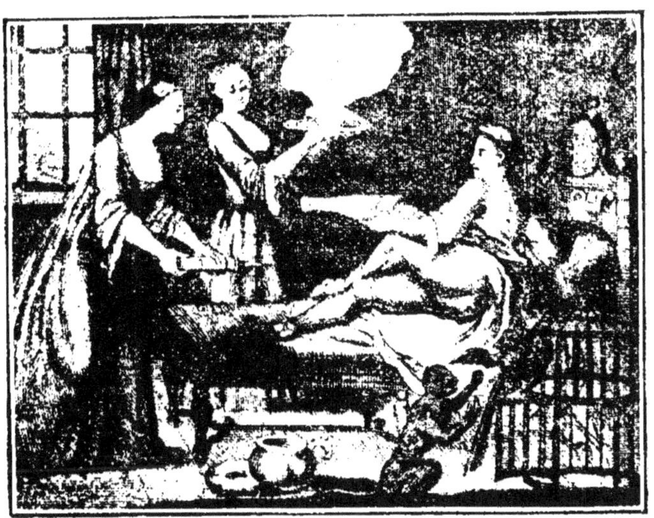

Fig. 14. — Le petit déjeuner du matin.
(Estampe libre du xviiie siècle.)

avec précipitation, de dessous le bras d'un médecin, un chapeau, et le place entre la bougie et le lieu où l'orgeot dirigeait son attention. On peut se faire une idée de la colère méprisante de l'apothicaire, à qui cette éclipse avait fait manquer son coup, l'étonnement des médecins, l'indignation du petit garçon apothicaire et l'envie de rire de l'assemblée[1]. »

1. Relation de La Rochefoucault-Liancourt, dans l'*Intermédiaire*, 10 novembre 1896, col. 589.

Un médecin consultant de Louis XV, Falconet, passait sa vie moitié à manger, moitié à prendre des remèdes. Quand le chocolat qu'il prenait chaque matin, à cinq heures, lui chargeait trop l'estomac, il se faisait apporter un lavement, qu'il prenait, sans pour cela abandonner son luth : il a été gravé de cette manière[1]. Quelques heures après, il se faisait apporter du fruit, dont il mangeait beaucoup. Il sortait, allait voir ses malades, prenait quelques poudres ou quelques lavements, quand il craignait de n'avoir pas assez d'appétit pour bien dîner, ce qui lui en procurait un prodigieux, car il mangeait de tout et beaucoup.

L'après-midi, il le passait ou à aller voir des malades ou à jouer ; et comme il avait pour principe que, pour vivre longtemps, il ne faut point se contraindre, il ne s'embarrassait point de lâcher des vents où il se trouvait[2]. Il faut dire que Falconet[3] était un homme très âgé : c'est une circonstance atténuante.

Sous Louis XVI, régnait à la Cour une singulière coutume.

Le jour où une dame d'honneur rentrait en charge, celle qu'elle remplaçait lui demandait « si elle avait

1. Cf. *Anecdotes secrètes du règne de Louis XV*, par Roger de PARNES et Georges d'HEILLY : Paris, Rouveyre (1882), p. 55.

2. *Mélanges historiques*, de BOISJOURDAIN (1807), t. II, p. 375.

3. C'est ce même Falconet qui perça avec précipitation la foule, le jour de la naissance de M. le duc d'Anjou, pour en faire compliment à Sa Majesté. Il lui dit en même temps, qu'il avait prédit la naissance de ce prince, comme celle de Monseigneur le dauphin, et qu'il demandait à Sa Majesté la charge d'inspecteur de la naissance des enfants de France. Le roi demanda à M. le comte de Maurepas, qui se tenait à côté de lui, s'il trouverait la commission d'une pareille charge sur ses registres ; et ce secrétaire lui ayant dit que non, il répondit : il faudrait dire à Aymon de la lui expédier (BOISJOURDAIN, *loc. cit.*).

fait sa toilette. » Cela signifiait que toute dame, tenue
à un service de cour, devait prendre, avant de le com-
mencer, un, deux et jusqu'à trois lavements, tant
qu'il en fallait, en un mot, pour n'être plus distraite
de son service de toute la journée[1].

On fit un tel abus de lavements, à l'avant-dernier
siècle, qu'une pharmacopée du temps[2] ne manque pas
d'en faire la remarque. « On peut dire, écrit notre
apothicaire, que les lavements sont des meilleurs et
plus salutaires remèdes de la médecine, quand ils sont
donnés à propos, mais on en abuse souvent; car un
grand nombre de personnes accoutument tellement
leurs intestins à ces sortes de remèdes, dont elles
usent tous les jours, en santé comme en maladie,
qu'elles rendent leur ventre paresseux, incapable de
faire de lui-même ses fonctions. Leur dessein est de se
rafraîchir, en tenant toujours leurs entrailles nettes
et lavées, mais elles ne prennent pas garde qu'elles
empêchent par là que la digestion ne se fasse aussi
bien qu'elle se ferait; car il est besoin d'une certaine
quantité d'excréments dans les entrailles pour exciter
la fermentation des aliments dans l'estomac ; de même,
quand nous voulons donner une fermentation douce à
plusieurs infusions, nous mettons le vaisseau qui les
contient dans le fumier chaud. Aussi voyons-nous que
la plupart de ceux qui se sont fait une habitude de
prendre tous les jours des lavements, rendent leur
tempérament fluet et délicat ; ils ont le teint blême,
et ils sont plus susceptibles des maladies que les
autres ; on peut même aller plus loin et dire que leurs

1. *Journal des Goncourt*, t. II, p. 222, à la date du 2 octobre
1864.
2. *Pharmacopée* de LEMERY, édition de 1729.

enfants participent en naissant des défauts de leur tempérament. »

Sans partager toutes les appréhensions de l'auteur de ces lignes, nous nous rangeons à son avis lorsqu'il proteste contre l'usage immodéré qu'on faisait de son temps des clystères.

XV

Le clystère a reçu, peut-on dire, la suprême consécration de l'art[1], comme en témoignent les nombreuses estampes publiées au siècle galant, qui sut
poétiser une des opérations les moins poétiques.

Lawreince, Fragonard, Beaudouin, Schall et bien
d'autres, se sont plu à représenter l'opération chère
— de toutes façons — au bonhomme Argan. Et ce
n'est pas la gravure seulement qui s'est emparée de ce
sujet à allure grivoise, mais la céramique, et aussi la
décoration.

Il y a quelques années, un de nos amis, M. R. Bonnet, de passage à Rouen, après une visite au Musée
céramique de cette ville, nous signalait une curieuse
pièce, portant le numéro 624, « une espèce de plat à
barbe..., nous écrivait-il, représentant un apothicaire,
avec un de ses aides, donnant un lavement à une
femme. » Nous priâmes aussitôt notre aimable confrère,
le docteur R. Helot (de Rouen), de vouloir bien nous
adresser une photographie de cette curiosité. Mais
nous avions été devancé, paraît-il, par le Dr Derocque,
qui était à la veille de publier, dans la *Revue médi-*

---

1. « En 1779, à une vente sans nom, le « *clistère* », dessin très
spirituel, lavé sur sanguine et relevé de plume. C'est le dessin qui
repasse à la vente Sireul, sous le titre : « l'Apothicaire et son
malade. » Ce sujet plaisant, dit le catalogue, ayant 9 pouces de
hauteur sur 7 1/2 de largeur, se vendit 30 livres. » *L'Art du dix-
huitième siècle*, par E. et J. de Goncourt, 1re série, p. 293.

cale de Normandie[1], la scène en question (fig. 15);
force nous fut donc d'attendre.

Voici comment l'objet a été décrit dans la publication précitée :

C'est un plat à barbe qui paraît dater du commencement

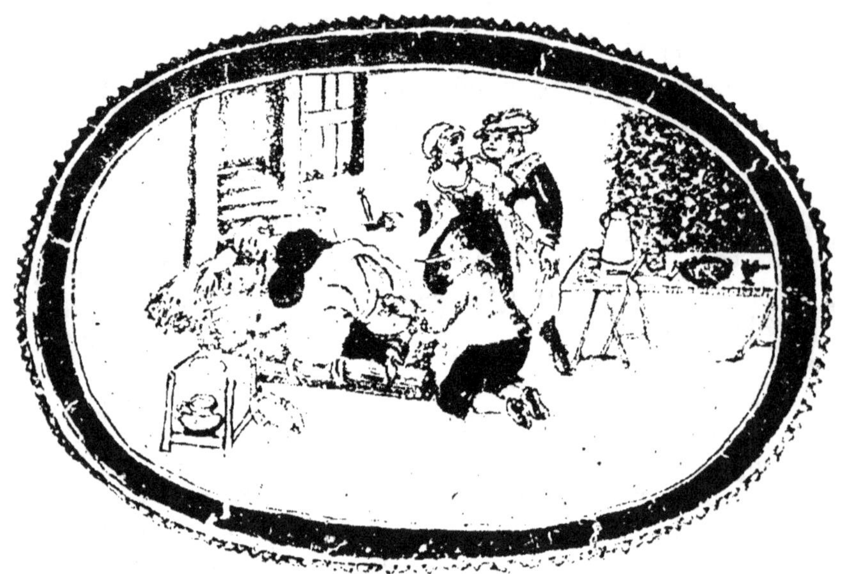

Fig. 15. — Plat à barbe.
(*Musée céramique de Rouen*).

de la deuxième moitié du xviii° siècle. Les dimensions sont
d'environ 22×30 cent. La bordure qui occupe tout le bord
renversé du plat présente un décor régulier à quatre couleurs
(vert, bleu, jaune, rouge), avec alternance de motifs quadrillés
et de bouquets polychromes. Le fond est occupé par un petit
tableau dont la composition ne dénote pas un goût exquis de

1. N° du 10 février 1905.

la part de son auteur, mais dont la scène principale révèle chez lui une connaissance parfaite de l'opération indiscrète et si peu goûtée de M. de Pourceaugnac, telle qu'on la devait pratiquer à cette époque.

Les principaux personnages de notre plat à barbe sont dans

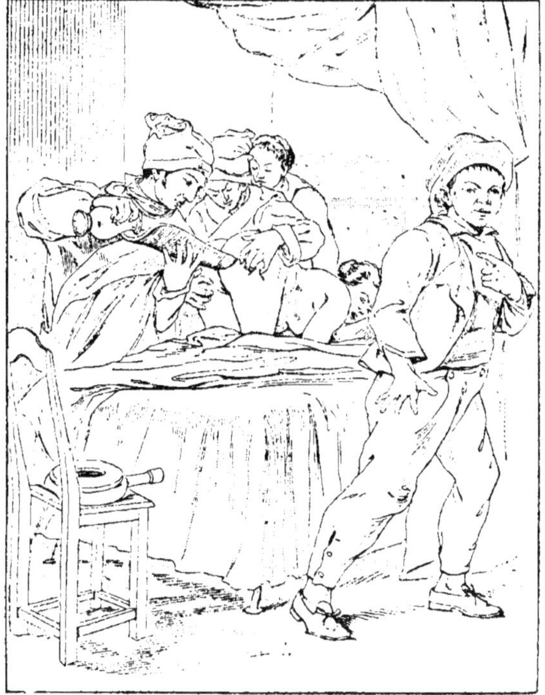

Fig. 16.

une pièce carrelée ou une cour, avec un jardin dans le fond. Une grosse commère, en jupe bleue et corsage et bas jaunes, repose sur un tas de bottes de paille, la tête appuyée sur l'avant-bras ; l'entre-bâillement des jupes laisse apercevoir un visage auquel étaient accoutumés de parler les collègues de M. Fleurant.

Derrière elle, maître Clystorel, en veste violette, le chapeau sur la tête, ayant mis ses lunettes pour mieux pointer, exécute l'ultime et suprême manœuvre.

Effet du clystère ou d'un copieux dîner, l'estomac de la dame s'allège de son contenu, qui coule à longs flots sur son lit de fortune.

Au premier plan, un tabouret percé nous fait espérer une prompte et complète restitution du liquide bienfaisant,

Lisette éclaire cette scène, pendant que le trop entrepre-

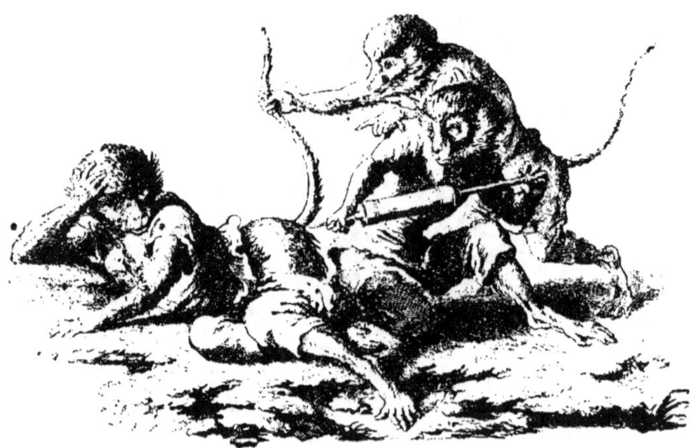

Fig. 17.

nant époux de l'opérée trousse les cottes de sa servante ; près de là, une table supporte les reliefs du repas (assiettes, verres, broc et deux pipes).

Dans le fond, à droite, un buisson vert ; à gauche, un départ d'escalier. A l'arrière-plan, de grands arbres estompés (qui paraissent peu sur notre gravure).

Cette scène, assez leste, est traitée d'une façon très heureuse ; mais le peintre qui l'a exécutée ne paraît pas avoir possédé la sûreté de pinceau et la netteté d'exécution qui caractérisent un artiste exercé, ayant l'habitude de manier l'émail.

C'est, en tout cas, une fort belle pièce et qui est à juste titre, en bonne place au Musée de céramique de Rouen.

Un journal médical a publié, en 1905, une aquarelle qui semble dater du xvii⁰ siècle, et qui faisait partie de la collection d'un peintre de Turin, Biscarra : le lavement est administré à la patiente d'une manière tout à fait insolite, *à l'aide d'une tuile* (fig. 16).

On peut voir, encore aujourd'hui, dans ce qui fut le boudoir du cardinal de Rohan, à l'hôtel de Rohan, occupé actuellement par l'Imprimerie nationale, de gracieux panneaux, attribués à Huet, où des singes se caressent, d'une façon plus ou moins grotesque, avec l'humide instrument[1] (fig. 17).

---

1. Havard, *Dict. de l'ameublement*, tome IV, col. 952, art. *Seringue.*

XVI

En même temps que le talent des artistes, la seringue a exercé le génie des humoristes et des anecdotiers.

En 1718, paraissait un poème héroï-satirique, dû à la plume d'Eustache Lenoble. Le père d'Eustache Lenoble était président au bailliage de Troyes. Il avait fait planter une allée de noyers devant son château de Thennelières, près Troyes; quelques-uns de ces arbres empiétaient sur la propriété d'un M. Guichard de Vouldy, conseiller au bailliage, qui les fit arracher.

Il y eut contestation, puis procès. Eustache Lenoble, prenant parti pour l'auteur de ses jours, saisit l'occasion du procès pour composer un poème, qu'il intitula l'*Allée de la seringue*, parce que MM. de Vouldy et Coppois, les adversaires de son père dans la cause, étaient fils d'apothicaires.

Nous ne croyons pas devoir reproduire ce poème de circonstance, qu'on trouvera ailleurs [1], nous ne le citons que comme un trait de mœurs du temps.

Vers la fin de l'avant-dernier siècle, l'Académie de Mâcon proposait, pour sujet de prix, cette question : *Quelle est l'invention qui a été la plus utile à l'homme?* Un des concurrents se contenta d'envoyer, pour toute réponse, ces deux mots : *La seringue.*

---

1. Cf. les *Œuvres de Lenoble*, t. XVI ; Paris, chez Ribou, 1718 ; cité par Phillippe, *Histoire des Apothicaires*, p. 104.

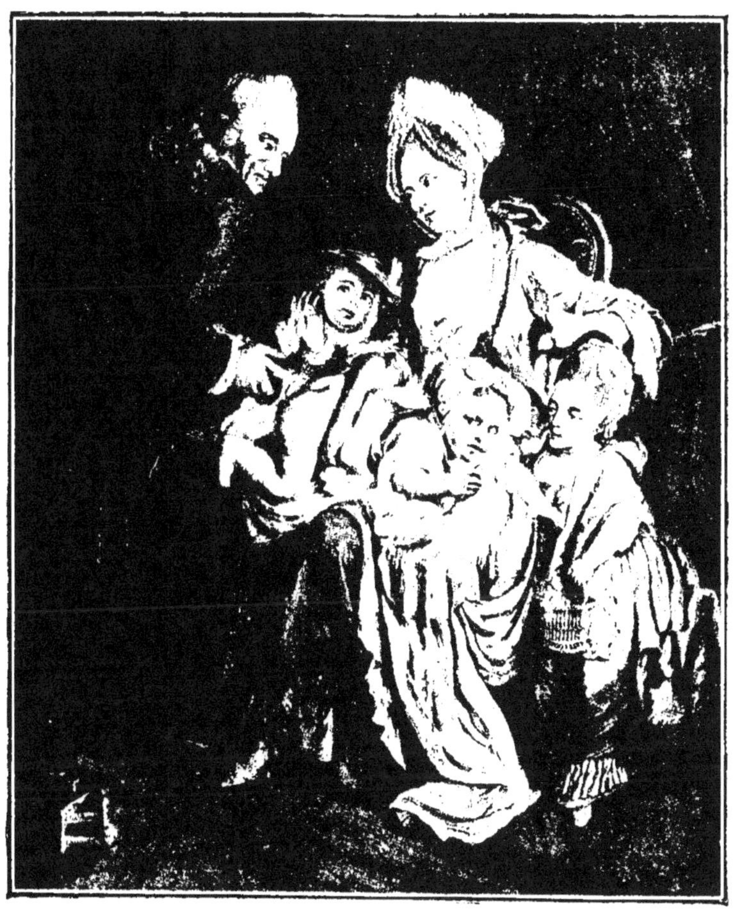

Fig. 18. — Le petit glouton.

Une mère, entourée de deux enfants, tient sur ses genoux un troisième, le plus jeune, auquel un apothicaire — qui a le masque de Voltaire — donne un lavement *secundum artem*.

La seringue méritait, à plus d'un titre, d'être pro-
clamée la reine du monde ; elle l'a été, en effet, car
elle a régné sans partage, pendant trois cents ans, sur
tous les continents, à l'exception du Brésil, où l'on se
sert d'un intestin de bœuf, ajusté sur un tuyau de
bois ; de l'Amérique septentrionale, où l'on a eu
recours pendant longtemps à une bouteille de gomme
élastique, terminée par un ajutage d'ivoire ; et de la
classe indigente de Londres, qui se sert d'une vessie.
Et celui qui nous fournit ces indications ajoute : « En
Europe, à la fin du repas, on apporte du café et
quelques liqueurs ; chez les Anaguas, avant de se
mettre à table, on offre une seringue à chaque convive. »

Ce qui s'écrivait il y a quinze lustres répond-il à
une réalité présente ? Nous n'avons pas poussé notre
enquête jusque-là. Nous nous bornerons à constater
que la seringue est bien déchue de sa grandeur passée,
et qu'elle a éprouvé le sort commun à toutes les
royautés.

Mais, avant de conter les phases ultimes de cette
déchéance, nous voudrions, en quelques lignes, rappeler des emplois peu connus d'un instrument qui,
sans avoir complètement disparu, a subi de telles
transformations, qu'on peut le considérer aujourd'hui
presque comme un objet de collection.

XVII

Sait-on que, jusqu'à la Révolution, tout pensionnat ou collège avait, dans son matériel, une seringue de fer-blanc, qui servait à gonfler les ballons de cuir avec lesquels jouaient les enfants ?

Mais voici un usage, plus inattendu encore, de la seringue : jusqu'au xviie siècle, on fit servir cet instrument... à l'extinction des incendies ! Viollet-le-Duc a donné le dessin d'une de ces seringues (fig. 19 et 20), que possédait la cathédrale de Troyes : le manche est en noyer ; sur la base du cylindre, sont gravées les armes du chapitre, avec les initiales S. P. (*Sanctus Petrus*) : saint Pierre est le patron de la cathédrale.

En 1618, un commencement d'incendie, causé par la foudre, fut éteint par le grand chantre de la cathédrale de Troyes, avec un instrument de ce genre. Dix-huit ans plus tard, cet extincteur primitif n'avait rien perdu de son prestige ; car, parmi les *Actes consulaires* de Lyon,[1] on a relevé la commande à un potier d'étain de quatorze seringues pour les incendies. On était loin des pompes à vapeur et des pompes automobiles !

Les seringues ont reçu une autre destination, non moins ignorée que les précédentes : elles servaient à projeter sur le sol des essences parfumées. Généralement en métal précieux, elles étaient plus gracieuse-

1. *Arch. commun.*, série BB, reg. 190.

ment ornées que les seringues ordinaires, dont elles se distinguaient, d'ailleurs, par leur moindre volume.

Dans un *Inventaire du mobilier de la Couronne* (1673), se trouve mentionnée «une seringue avec son manche d'ébène garny d'argent, pour jeter des eaux de senteurs. » Aujourd'hui, le vaporisateur a pris la place de la seringue à parfums.

La seringue a encore joué un rôle dans les scènes de sorcellerie[1] ; celui-ci n'a pas été moindre dans la religion[2].

« La question de pouvoir baptiser l'enfant, lisons-nous dans une thèse doctorale[3], préoccupait fort les accoucheurs du xviie siècle, pour la plupart gens très religieux... Nombreuses sont les observations de l'accoucheur Portal, où nous voyons la mère, en

1. Michelet s'exprime ainsi dans la *Sorcière* (p. 225) : « Comédie à la Pourceaugnac, où à la sorcière se substituait ordinairement une agréable figure, la reine du Sabbat, jeune et jolie mariée, et en note il ajoute : « L'instrument décrit autorise ce mot. Dans Boguet, p. 69, il est froid, dur, très mince, long d'un peu plus d'un doigt (visiblement une canule). Dans Lancre, 224, 225, 226, il est mieux entendu, risque moins de blesser ; il est long d'une aulne et sinueux : une partie est métallique, une autre souple, etc. C'est déjà le clysoir. »

2. *La seringue spirituelle pour les âmes constipées en dévotion*, tel est le titre bizarre d'une brochure dont la paternité a été attribuée à Fléchier. En réalité, le docte évêque prête à un auteur supposé, le Révérend Père Patelin, un livre imaginaire, intitulé comme ci-dessus. Plus tard, Caraccioli a repris et continué la plaisanterie. Peignot a cité comme réel ce livre imaginaire. L'histoire de cette mystification littéraire se trouve dans un opuscule tiré à un très petit nombre d'exemplaires, « pour l'auteur », par F. Delpérier, rue des Ecoles, 4, Cahors, en 1882. Le bibliophile, pour qui a été imprimée cette rareté bibliographique, pourrait bien être l'ingénieur Cohen, l'auteur de la « Bibliographie des ouvrages illustrés du xviiie siècle», continuée par Crottet.

3. Emile-Jules-Alfred Maruitte, *Paul Portal* (Thèse de Paris, 1900).

danger de mort, le suppliant de travailler immédiatement pour tâcher de
baptiser son enfant, son seul souci.
Aussi immanquablement ondoyait-il
« sous condition » toute partie fœtale

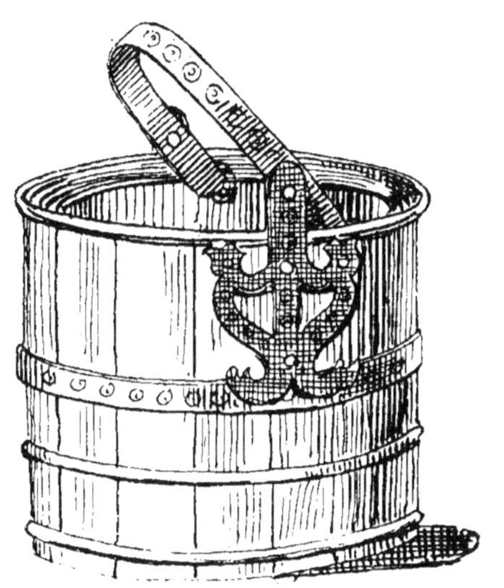

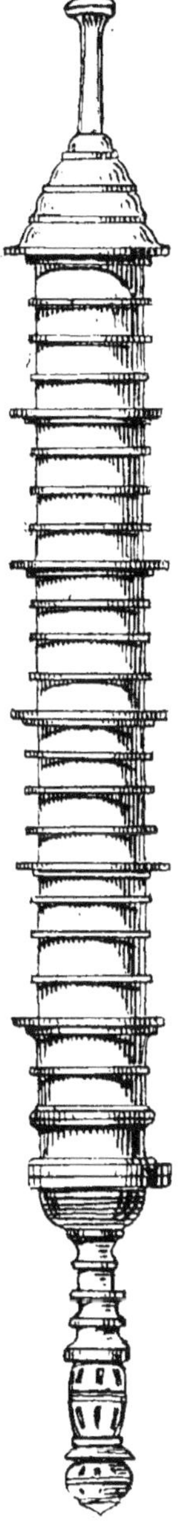

Fig. 19 et 20.
Seringue et seau pour l'extinction du feu.

qui paraissait la première à la vulve. La
nature du liquide à employer, ce n'est
pas lui qui nous l'a dit, n'était pas
indifférente, paraît-il ; le meilleur était
l'eau naturelle, le seul, en réalité ; pour
être accommodant, l'on reconnaissait
cependant comme efficaces l'eau de mer,
les eaux sulfureuses ou minérales, la
rosée, l'eau mélangée au vin et au lait,

pourvu que l'eau prédominât ; l'eau de lessive, la bière légère, étaient tenues pour douteuses ; le lait pur, le sang, les larmes, la salive, le pus, l'urine, le vin pur, l'huile, la boue, l'encre, devaient être rejetés. »

Dans les accouchements laborieux, où l'on ne pouvait répondre que l'enfant naîtrait vivant, on avait coutume de pratiquer le baptême intra-utérin : il consistait à introduire avec la main une seringue ou un siphon, de l'eau tiède, de manière à toucher le corps de l'enfant, les membranes ayant été préalablement rompues, cependant que l'on prononçait les paroles : « Enfant, si tu as vie, je te baptise au nom du Père, du Fils, et du Saint-Esprit. Ainsi soit-il[1]. »

La seringue dont se servaient les accoucheurs était d'un modèle spécial (fig. 21 et 22). On se représente difficilement, aujourd'hui, un prêtre s'armant de l'instrument dont Molière chargeait l'épaule de ses matassins, et l'eau bénite substituée aux préparations émollientes, hôtes ordinaires du classique cylindre. Il est cependant, nous assure-t-on, quelques médecins qui recommandent la seringue pour le baptême intra-utérin, mais elle est d'un calibre différent de celle qui servait jadis à un autre usage. Encore ce perfectionnement ne date-t-il pas de longtemps.

Il y a quelque quarante ans, un médecin, choqué de ce qu'on employât, pour une besogne pieuse, un

1. Seul, peut-être, des accoucheurs de son temps, Grégoire (GRÉGORY), cité par DIDEROT, n'y avait pas recours. Il prononçait la formule : « Enfant, je te baptise.... » ; puis il emplissait d'eau sa bouche, qu'il appliquait convenablement ; il soufflait son eau le plus loin qu'il pouvait ; en s'essuyant ensuite les lèvres avec sa serviette, il avait coutume de dire : « Il n'en faut que la cent millième partie d'une goutte pour en faire un ange. »

tube plus ou moins souillé par de précédentes opérations, chercha — puisque la seringue était indis-
pensable au salut des générations non venues à terme
— à réaliser, dans la confection de cet instrument,
un perfectionnement qui le rendit plus digne du grand

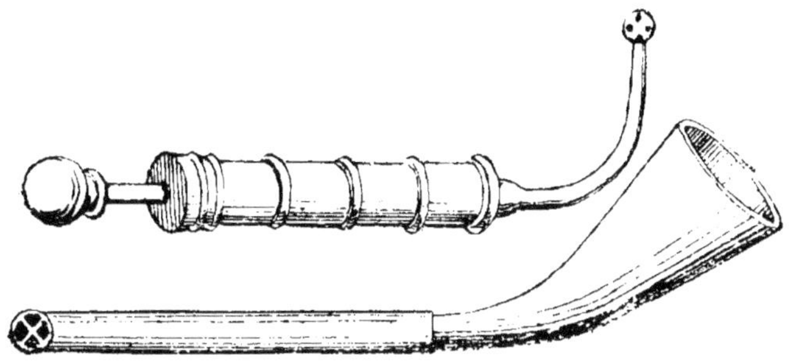

Fig. 21, 22. — Seringues pour baptêmes vaginaux, employées
au xviiᵉ siècle (MAURICEAU), et au xixᵉ siècle (Dʳ VERRIER).

acte qu'il savait être appelé à remplir. « L'accoucheur
est obligé, s'il veut administrer le baptême, — constatait le Dʳ Verrier, non sans amertume — de prendre
la seringue qui se trouve dans la maison de sa cliente
et qui toujours a servi à des usages abjects, ce qui
est une espèce de profanation pour le sacrement. »

C'est à cette profanation que notre confrère prétendait remédier par le système d'une seringue ortho-
doxe (fig. 22), que, complaisamment, il décrit dans une
brochure intitulée : *Du baptême des enfants, en cas
de danger et en particulier, du baptême intra-utérin :
instrument pour l'administrer*[1].

____

1. Voy. p. 146 de l'*Hist. des Accouchements*, par WITKOWSKI. A
Franconville, avant une embryotomie, faite à l'aide de notre
perforateur-trépan, nous avons donné le baptême vaginal avec une

Le nouvel instrument de salut était une espèce de siphon à entonnoir, qui s'allongeait ou se raccourcissait à volonté, « suivant la hauteur à laquelle se trouve l'enfant dans le canal vulvo-utérin. » L'inventeur se félicitait que ce siphon réunît toutes les conditions souhaitables, « au double point de vue de la théologie et de la médecine. »

Sous le rapport médical, disait-il :

1° Facilité de porter l'instrument qui se démonte en deux parties ;

2° Plus de ridicule attaché à l'emploi de la seringue.

Quant aux raisons théologiques qui militent, selon lui, en faveur de cette invention, elles sont au nombre de quatre.

En ce qui concerne la théologie :

1° Le sacrement se donne par infusion et non par injection, puisqu'il suffit de verser, dans la partie creusée en forme d'entonnoir, de l'eau contenue dans une carafe ou dans un vase quelconque, en prononçant les paroles : «Si tu es un homme vivant, je te baptise, etc. »

2° Le signe de la croix que forment les prêtres qui baptisent sur le front des enfants, est imité par l'extrémité inférieure de mon instrument, qui est terminé par une ouverture cruciale.

3° Plus de crainte de profanation par l'emploi d'un instrument souillé.

4° Un grand nombre d'enfants qui mouraient sans baptême ne seront plus désormais privés de la grâce attachée à ce sacrement.

---

seringue à bestiaux et de l'eau ordinaïre, tandis que notre confrère Régnier, de Cormeilles, administrait le chloroforme, en étouffant de rire devant notre gravité. Mais les assistantes agenouillées étaient satisfaites.

Substituer l'infusion à l'injection était évidemment le point capital de la découverte.

La précaution indiquait l'entonnoir : quant à l'idée d' « imiter » le signe de la croix, en remplaçant par une ouverture cruciale le trou rond de la canule, c'est un pur chef-d'œuvre.

Il n'y a qu'un inconvénient, c'est qu'on peut risquer de faire avorter la femme, à moins que la canule ne s'introduise pas trop avant dans le canal vaginal.

Cela peut, en tout cas, donner l'idée à des personnes mal intentionnées de recourir, sous prétexte de devoir religieux à remplir, à un instrument non adapté à cette fin ; à employer, pour tout dire, une seringue vulgaire, et opérer ainsi, sous le couvert de la foi, une manœuvre criminelle.

N'oublions pas, à ce propos, de rappeler que le lavement fut un des modes d'empoisonnement, rares à la vérité, usités au grand siècle[1] ; ce procédé offrait un avantage précieux : on pouvait introduire dans l'organisme une substance caustique ou âcre qui, mélangée à une tisane, aurait, par son mauvais goût, éveillé les soupçons ; de plus, quelque méfiance que pût avoir la victime, lui viendrait-il jamais à l'idée de goûter ou de faire goûter son lavement ? Aussi ce procédé fut-il le plus généralement employé par les empoisonneurs[2].

Il convient de faire observer que le lavement — au

---

1. Et même plus tard, s'il est vrai qu'Adrienne Lecouvreur fut empoisonnée de cette façon : telle est, du moins, la version que donne de sa mort Mlle Aïssé dans ses lettres, mais le procès est de ceux qui sont sujets à revision.

2. *Poisons et Sortilèges*, t. II, par les Dr CABANÈS et NASS, pp. 207 et suiv.

contraire de la garde — se rend et ne demeure pas :
il lui est donc assez difficile de servir de véhicule aux
toxiques ; mais, pour les suicides au sublimé, par
exemple, il est souvent utilisé par les désespérées
qui veulent mourir en beauté.

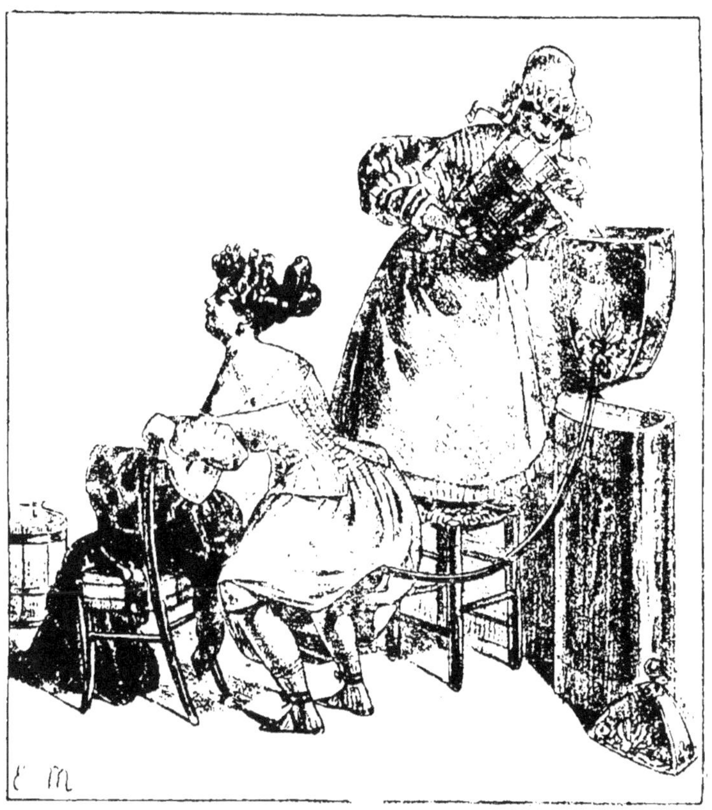

Fig. 23. — Le Bock primitif [1].

1. Voici la légende qui accompagne cette estampe : « Le Clyssoir
est un petit boyau à incendie. Il remplace agréablement la seringue
et il a sur elle l'avantage de fournir une plus grande quantité de
liquide, car il peut s'adapter parfaitement à une fontaine ou à une
pompe à feu ». A Paris, chez Saligo, rue de Bétizy, n° 100, sur le
derrière. (*Petites Affiches parisiennes*).

XVIII

Un autre usage du lavement, qu'on ne croirait pas aussi ancien, c'est le lavement alimentaire.

Nous en avons dit un mot, nous ne ferons que rappeler le fait.

Devait-on recevoir les clystères en temps de carême et avant la communion? En d'autres termes, le clystère interrompait-il le jeûne? Cruelle énigme!

Heureusement, un médecin du nom de Montanus, armé d'un syllogisme qui sent son époque, vint rassurer les consciences : une seule chose peut, dit-il, interrompre le jeûne, c'est l'aliment ; or, le caractère d'un aliment c'est d'être introduit par la bouche ; le lavement ne se prend point par la bouche; il ne passe pas par l'estomac : donc ce n'est pas un aliment.

Admirez la conclusion qui fut tirée du syllogisme de Montanus : puisque le lavement n'interrompt pas le jeûne, se dirent les dévotes gourmandes, pourquoi n'essayerions-nous pas de prendre en carême quelques bons lavements de bouillon ? Nous ne ferions aucun tort à notre âme, et notre corps en tirerait peut être réconfort.

C'est donc à la faveur de cette discussion scolastique, que l'usage des *lavements nutritifs* s'introduisit dans la pratique courante.

Une thérapeutique qui n'a plus cours aujourd'hui

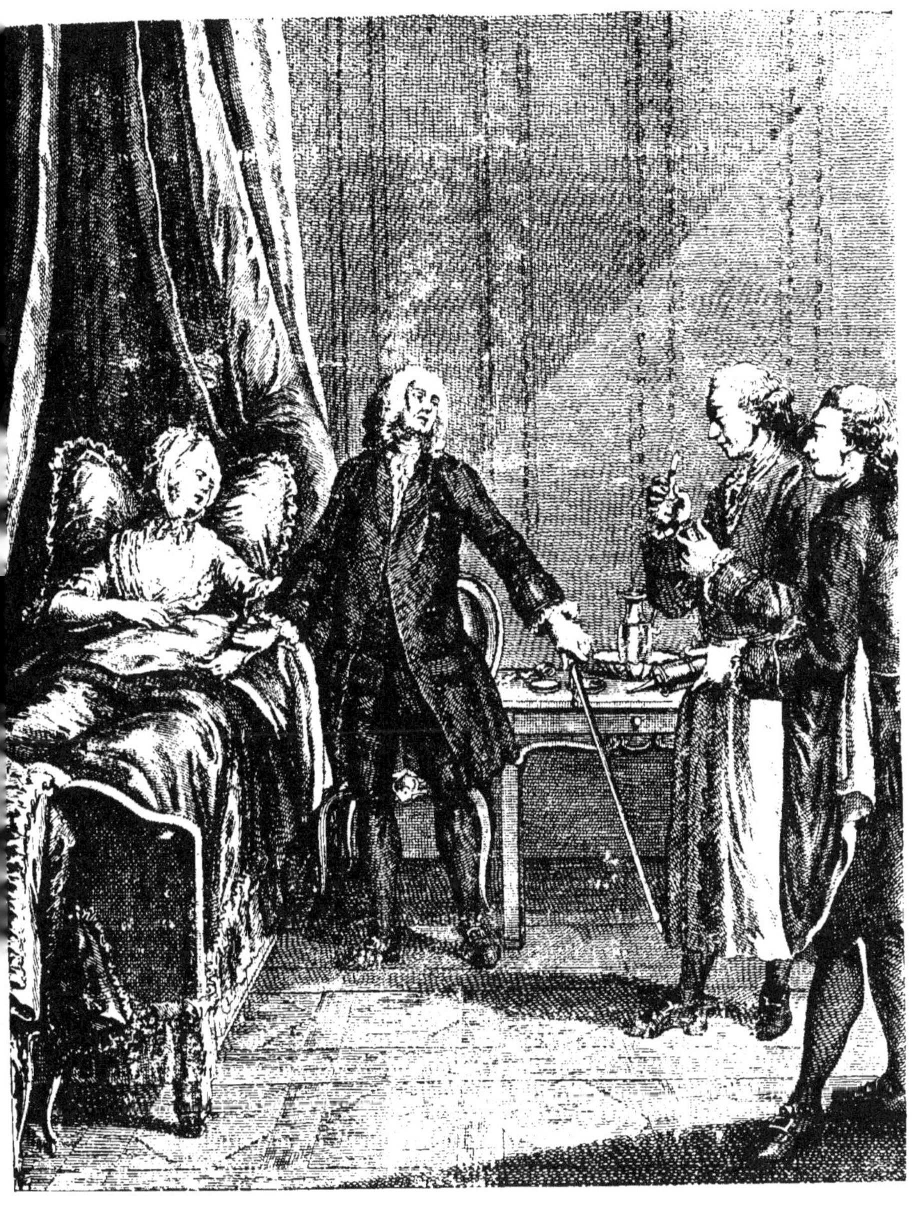

Fig. 24. — Le Médecin, le Chirurgien et l'Apothicaire.

et qui pourrait, quelque jour, reprendre faveur, c'est
le traitement des maladies vénériennes[1] par des lave-

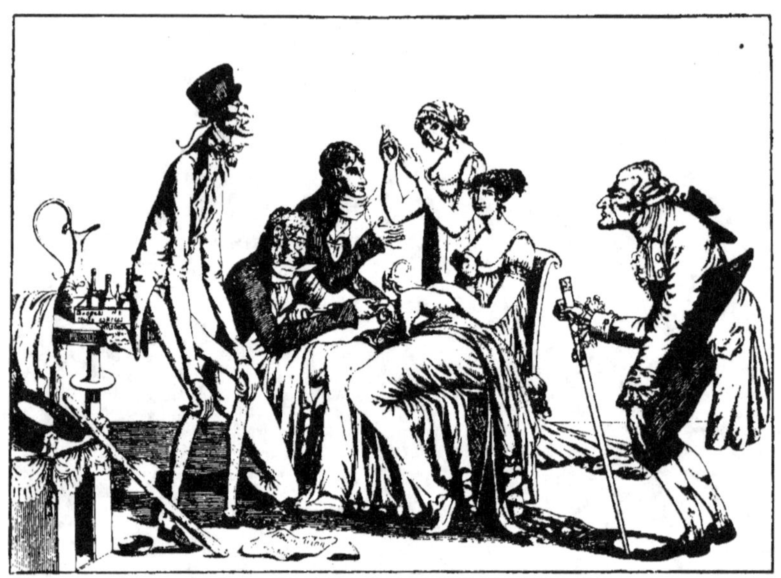

Fig. 25.

ments; mais pour cela, faudrait-il trouver un sel de
mercure qui ne portât pas atteinte à l'intégrité de la
muqueuse intestinale. Cette invention n'est pas

1. Nous avons relevé, dans un catalogue de librairie, la mention
suivante, qui atteste que ce mode de traitement a été préconisé au
xviii* siècle. 9846. ROYER. *Dissertation sur les lavements en général,
et particulièrement sur une méthode nouvelle de traiter, par ce
moyen, les maladies vénériennes.* Paris, Sorin, 1778, in-8, maroq. rouge
anc., fil., armes sur les plats, dos orné, tr. dor., 20 francs. Reliure aux
armes de Ant.-Raymond J. Gualbert Gabriel de Sartine, conseiller
au Châtelet, lieutenant criminel, maître des requêtes et lieutenant
général de la police.

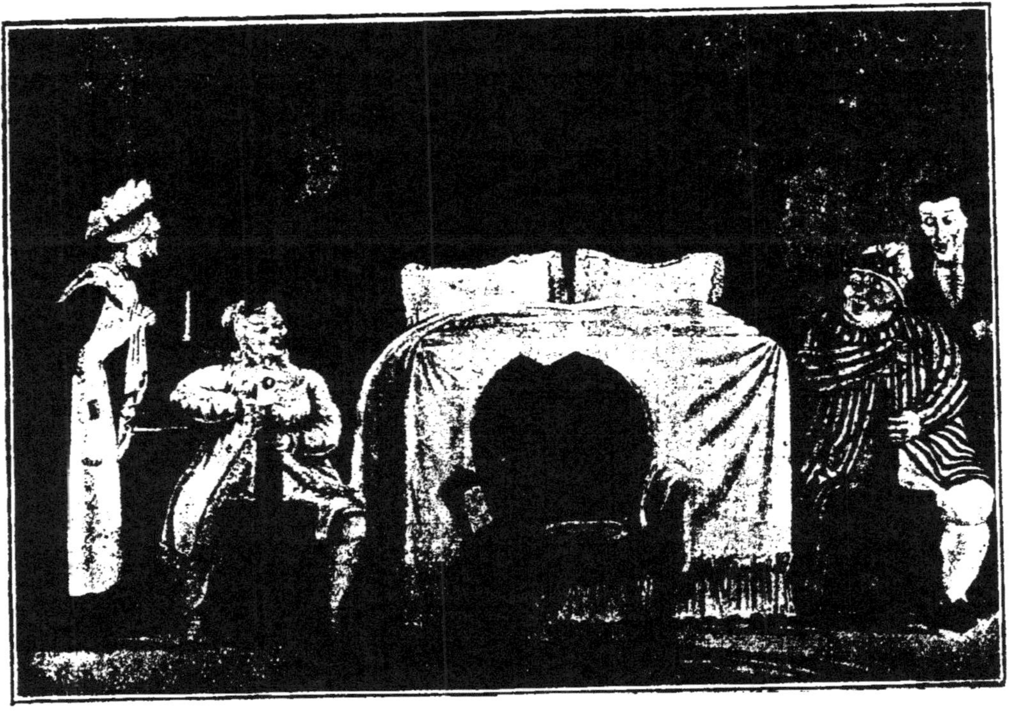

Fig. 2ᵉ.
Duo des Seringues à bâton mécanique entre deux époux du Marais.

Eh ! bien qu'en dites-vous ? Sans la moindre colique,
Tout cède au doux effet de cette mécanique.
De cette invention que vous vantez, mamour,
Je vais apprécier le mérite à mon tour :

au-dessus des ressources de l'ingéniosité de nos contemporains. Quand on voit le chemin parcouru, depuis la bourse à clystères primitive jusqu'au classique bock, qui se trouve aujourd'hui dans tous les ménages, on ne saurait trop augurer de l'avenir.

La seringue réalisait déjà un progrès notable sur la vessie[1], mais elle avait le grave inconvénient de n'être pas parfaitement calibrée; de plus, elle fuyait souvent et le piston, garni de filasse, agissait quelquefois par secousses et devenait dur à presser. Pour peu qu'il y eût, de la part du malade, quelque résistance naturelle ou involontaire, il devenait impossible de se servir de l'instrument.

Un potier d'étain, de Paris, du nom de Boicervoise, imagina d'appliquer à la construction de la seringue la crémaillère et la manivelle du cric : c'était augmenter la force en conservant la douceur du mouvement. Ces seringues parurent des plus commodes et reçurent l'approbation des Sociétés de médecine auxquelles elles furent soumises.

Ce n'était pas encore l'instrument rêvé : un M. Chemin, balancier, rue de la Ferronnerie, à l'enseigne du *Q couronné*, pensa remédier à ce défaut, en renfermant dans le manche même le mécanisme de l'instrument, et en construisant ce manche et le pignon avec un alliage à base d'étain, mais beaucoup plus

1. La vessie serait encore en usage dans nos campagnes, si nous en croyons un de nos confrères (*Le Paysan lozérien*, mœurs locales, par J. Barbot, Mende, p. 41) : « Je n'oublierai pas, dit-il, de mentionner un objet dont l'usage improvisé est *toujours fort répandu* : la vessie de cochon, fixée autour d'une canule de sureau, remplaçant la légendaire seringue immortalisée par Molière; mais, chez nous, elle est à double fin, car elle sert à l'homme et à ses bêtes. » V. fig. 25.

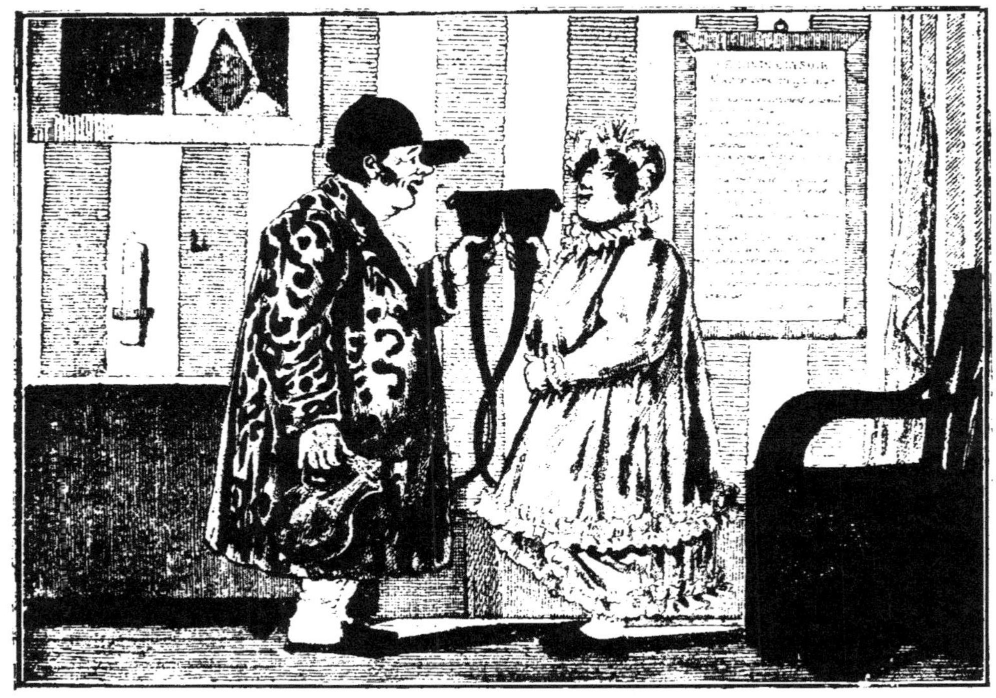

Fig. 27. — Epoux assortis, qui trinquent à leur santé.
Gravure extraite du *Musée grotesque*.

dur et plus solide que ce métal. Le piston, formé de rondelles de feutre, glissait doucement et également dans le cylindre, à l'aide d'une manivelle pareille à celle de **M. Boicervoise.**

Plus tard sont venus les clysoirs, les clysopompes, les appareils permettant d'opérer seul ou en famille (fig. 26, 27): enfin l'Eguisier, si longtemps en vogue et qu'a détrôné aujourd'hui le bock (fig. 23), bien que celui-ci ne rende pas les mêmes services, dans des cas déterminés.

Pour les enfants, on se sert plus commodément d'un entonnoir, auquel on adapte un tube, ou une poire en caoutchouc, en coiffant le bec de la canule d'une sonde molle.

On emploie toujours les lavements alimentaires, les lavements médicamenteux, mais on a beaucoup généralisé l'usage de ces derniers[1]. Il faudrait, du reste, faire une revue entière de la thérapeutique, si nous voulions noter toutes les indications du lave‑ment.

Tout compte fait, nous avons peut-être tort de railler nos ancêtres d'avoir élevé des autels à la seringue; ne serait-ce pas plutôt nous qui mériterions d'être « blagués », pour avoir osé décerner au clystère les honneurs de l'apothéose?

---

1. Notre époque compte, tout au plus, une invention à son acquit : l'*entéroclyse* ; encore la retrouvera-t-on peut-être quelque jour chez un auteur ancien, comme on a découvert les lavements de sérum dans Celse, et le lavement électrique dans les ouvrages médicaux de la fin du xviii° siècle.

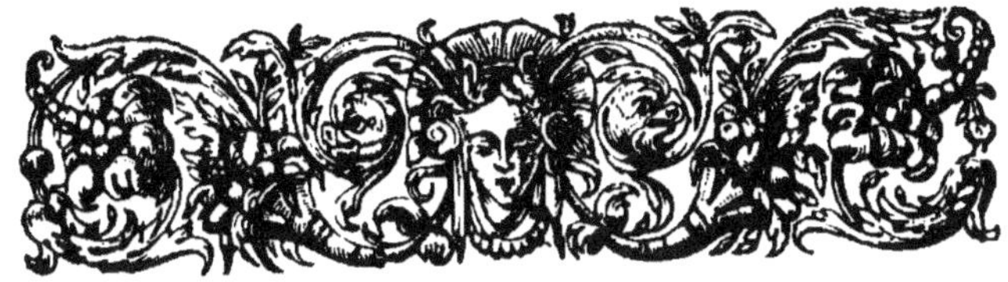

II

Contes d'Apothicaires.

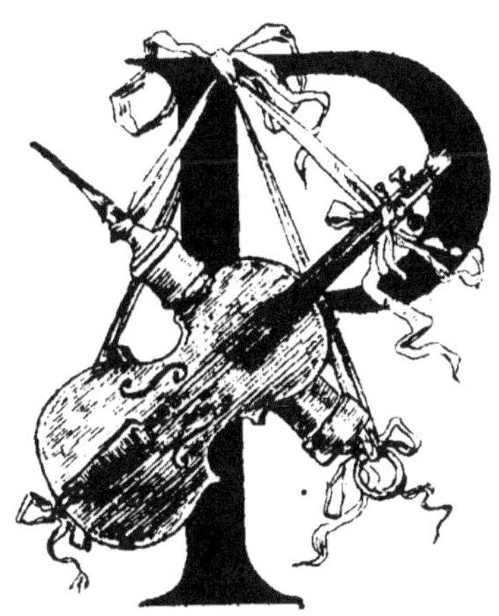

ARLANT du clystère, nous avons jusqu'ici employé tour à tour les mots de *lavement*, *remède* ou *bouillon pointu*. Nous sommes loin de compte, car les appellations clystériennes, comme l'a dit GRAND-CARTERET[1], sont aussi multiples que variées. L'excellent humoriste nous fournit, pour sa part, les suivantes, dont nous lui laissons la paternité, au moins adoptive :

Un indiscret; une flûte; Mademoiselle Lancelot; le

1. *Almanach de Rire et Galanterie.* Librairie des publications artistiques.

*jet d'eau de l'intérieur ; ce qui ne peut se donner par-
devant notaire*[1].

*Le pompier des familles, l'introducteur des ambas-
sadeurs, le bock à quatre sous, l'arrosoir de l'arrière-
boutique* s'appliquent plutôt à l'instrument qu'à son
contenu.

A Biarritz, nous écrivait naguère le regretté docteur ELEVY, on a coutume de dire, quand on administre
un lavement à son baby, qu'on lui rend « un petit service. » Dans la Haute-Garonne, près de la frontière
espagnole, on se sert couramment de l'expression :
servir un lavement. L'instrument qui sert à l'opération
prend le nom de « soi-même ». « Prendre un soi-
même »[2] correspond à « prendre un lavement. »

Les Espagnols appellent le lavement *lavativo*
(remède qui lave) ; rien n'est plus simple, ni plus
exact.

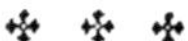

Puisque nous sommes en Espagne, rapportons une
anecdote dont les Espagnols font les frais.

La reine Louise de Savoie, épouse de Philippe V,
racontait au cardinal d'Estrée un exemple curieux de
l'usage que les Espagnols faisaient des reliques. La
duchesse d'ALBE, alarmée de l'état de santé de son
fils, fit demander à des moines de Madrid quelques
reliques. Elle obtint un doigt de saint Isidore, le fit

---

1. V. *Synonymes du lavement,* dans *les Joyeusetés de la Médecine,*
par WITKOWSKI, p. 151.

2. Cette dénomination doit être ancienne, car on trouve dans la
Chirurgie de DALECHAMPS, imprimée en 1569, la figure d'une
seringue à canule coudée, avec cette légende : seringue à femme
pour se bailler *soy-mesme* le clystère.

piler et le fit prendre à son fils, partie en potion, *partie en clystère*[1].

Mais voici d'autres historiettes, d'une saveur toute gauloise; vous n'en serez plus surpris quand nous vous en aurons nommé l'auteur, cette langue bien pendue de Tallemant des Réaux.

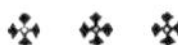

La comtesse de MAURE, conte Tallemant, croit toujours avoir quelque incommodité et a sans cesse quelque lavement dans le corps. Une de ses parentes, une Italienne (Mme de Montigny-Bérieux) lui laissa du bien en mourant et mit la somme dans une seringue, ce qui fit dire à Mme de Rambouillet : « Voilà du bien qui vient à la comtesse de Maure dans la forme la plus agréable qui lui pouvait venir. »[2]

BOUTARD, — encore un héros d'une des historiettes de Tallemant — s'était si bien accoutumé à prendre des lavements, qu'il n'allait point où vous savez sans cela, ou du moins bien rarement. Il avait un certain laquais qu'il voulait chasser :

« Ah! Monsieur, lui dit ce garçon, si vous saviez combien je vous ai épargné d'argent, vous ne me chasseriez pas, car souvent j'ai fait mes affaires dans votre bassin, afin que vous crussiez que vous aviez fait

1. *Mémoires de Louville*, t. II, p. 107; cité dans le *Voyage d'Espagne*, de la comtesse d'AULNOY, p. 396, note.

2. TALLEMANT, *Historiettes* (Histoire du comte et de la comtesse de Maure), t. IV, p. 92.

quelque chose, et ainsi je vous ai sauvé bien des clystères[1]. »

✢ ✢ ✢

Au début du règne de Louis XIII, en 1613, les
courtisans portaient « le petit manteau à la clysté-
rique », ainsi nommé parce qu'il s'arrêtait à la naissance des fesses.

✢ ✢ ✢

Le comte de BROGLIE-REVEL, lieutenant général de
la province après M. de Lavardin, racontant ses
aventures amoureuses à M. de Sévigné, qui parlait
d'une certaine dame très bizarre, lui jouant un jour à
la bassette, dit à son voisin : « Si je perds, je dirai
de moi la plus grande infamie. » Elle perdit, et, pour
tenir sa parole, elle apprit à la compagnie qu'elle
avait pris, ce matin même, par avarice, un lavement
qu'on lui avait apporté la veille, ne voulant point
avoir à faire une dépense inutile.

✢ ✢ ✢

La Fontaine a parlé, dans ses *Contes*, au moins à
deux reprises, du clystère. Le premier conte où il en
est question est intitulé : *Le Glouton* (fig. 28) ; il est
tiré d'Athénée.

LE GLOUTON

A son souper, un glouton
Commande que l'on apprête

---

1. TALLEMANT. *Historiettes (Histoire de Boutard)*, t. VI, p. 236.
Ces deux anecdotes sont rapportées dans les *Curiosités anecdo-
tiques* (Bibliothèque de poche). Delahays, éditeur.

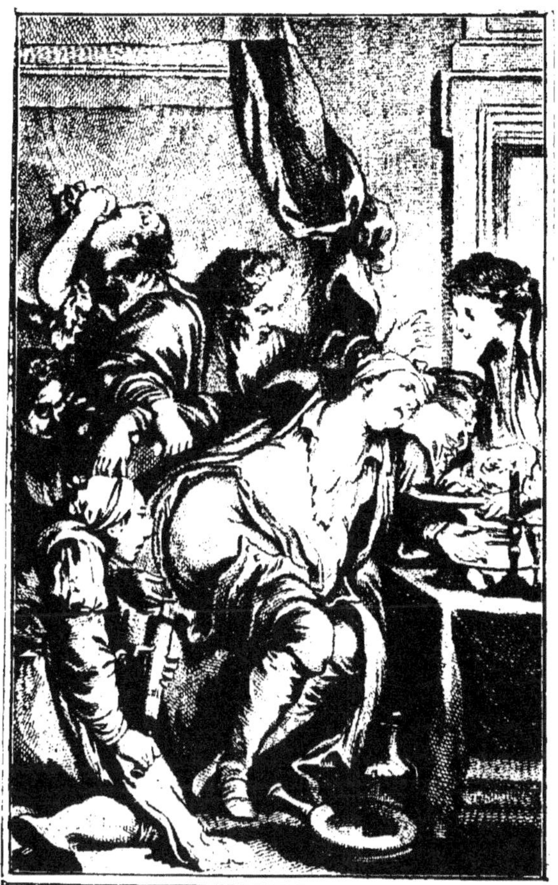

Fig. 28. — Le Glouton.

Pour lui seul un esturgeon,
Sans en laisser que la tête,
Il soupe ; il crève, on y court,
On lui donne maints clystères.

> On lui dit, pour faire court,
> Qu'il mette ordre à ses affaires.
> « Mes amis, dit le goulu,
> M'y voilà tout résolu ;
> Et puisqu'il faut que je meure,
> Sans faire tant de façon,
> Qu'on m'apporte tout à l'heure
> Le reste de mon poisson. »

Le second conte est assez connu, pour que nous nous dispensions de le donner intégralement ; nous nous contenterons de l'analyser.

LE REMÈDE

Une jouvencelle du Mans, qui, un soir, faisait « l'essai loyal » avec son fiancé, avant la lettre de part,

> En se plaignant, dit à sa gouvernante,
> Qui du secret n'étoit participante :
> « Je me sens mal ; n'y sauroit-on pourvoir ? »
> L'autre reprit : « Il vous faut un remède ;
> Demain matin nous en dirons deux mots. »

L'amant, sur le coup de minuit, vint passer la nuit dans les bras de sa belle ; ils étaient encore enlacés à l'aurore, quand :

> La gouvernante ouvrit tout en riant,
> Remède en main, les portes de la chambre...

Les amoureux se réveillent en sursaut et l'on comprend leur embarras :

> L'amant fut sage, il présenta pour elle
> Ce que Brunel à Marphise montra[1].

1. C'est-à-dire *il fondo delle rene*, le bas des reins. Allusion à

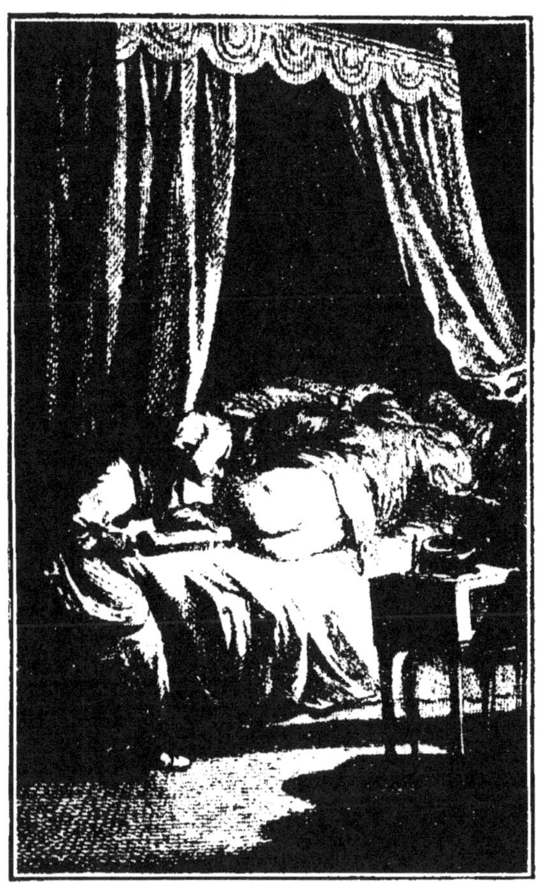

Fig. 29. — Le Remède.

un passage de l'*Orlando inamorato* de Bojardo, refait par Berni.
Brunel poursuivi par Marphise, dont il avait dérobé l'épée,

> Tal volta i panni in capo si levava,
> E squadernava (intendeteni bene
> Con riverenzia) il *fondo delle rene*.

(*Orlando inamorato*, lib. II: canto XI, ott. 6.

7

La gouvernante, ayant mis ses lunettes,
Sur le galant son adresse éprouva ;
Du bain interne elle le régala,
Puis dit adieu, puis après s'en alla...

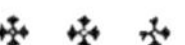

Lors de la conspiration de Cellamare, plusieurs personnes furent mises à la Bastille ; le comte de Laval fut du nombre ; il prenait trois lavements par jour, pour avoir plus souvent son apothicaire, qui lui servait de confident. Le cardinal Dubois, fils d'un apothicaire de Brive-la-Gaillarde, voulut le priver de cette douce consolation : le Régent s'y opposa en disant : « Puisqu'il ne lui reste que ce plaisir, c'est bien le moins de le lui laisser[1]. »

Au Dr MARTIN-RAGET, d'Arles-sur-Rhône, nous devons le renseignement qui suit.

Dans le journal de l'abbé SOUMILLE, prêtre bénéficier de Villeneuve-lès-Avignon (1703-1744), on lit :

Le 7 juillet 1743 au soir, Mme la princesse de Modène a passé, allant à Paris. Le vice-légat l'a accompagnée et Mercurin, l'apothicaire, voyant passer cette princesse devant la maison de Montalivet, fit signe au postillon, pour dire à la princesse qu'il avait eu l'honneur de lui donner un lavement à Paris, quelques années auparavant. Cette princesse lui tendit la main et lui dit : « Cela peut bien être. »

Cet apothicaire n'avait guère de scrupule à violer le secret professionnel ; pas plus que cet autre, dont

1. PHILLIPPE, *Histoire des Apothicaires*, p. 111.

l'aventure est rapportée dans un recueil[1] où on ne
songerait guère à l'aller chercher.

« Une marquise du faubourg Saint-Germain, à ce que j'ai
entendu raconter à mon aïeul, écrit l'auteur de l'article, eut
l'imprudence de sortir un soir avant d'avoir accompli les
devoirs qu'impliquent ordinairement les conséquences d'un
réfrigérant salutaire. Surprise par une exigence impérieuse,
dans une rue fort étroite, la rue des Marais, elle se résigna
à obéir, espérant qu'elle aurait la chance de ne voir passer
personne pendant la courte durée de sa halte. A peine avait-
elle tenté un cas si courageux, qu'un homme déboucha de la
rue des Petits-Augustins.

Que faire? La pudeur lui conseilla de cacher au moins sa
figure contre la muraille, pour subir la rencontre qu'elle ne
pouvait éviter. Or, elle ne fut pas peu étonnée de voir passer
obliquement près d'elle l'ombre d'un chapeau qui la saluait
et d'entendre prononcer respectueusement : « Bonsoir,
Madame la Marquise ! »

J'ai eu tort de me retourner, soupira la grande dame : il
n'y avait peut-être qu'un homme au monde qui pût me reconnaître sur cette face ! »

Cet homme était, en effet, son apothicaire.

Lorsque M. de Vauréal, évêque de Rennes, mourut
(le 19 juin 1760), quelques chanoines de cette ville
voulurent engager le chapitre à demander une indemnité aux héritiers de ce prélat et voici à quel sujet.

De tout temps, MM. les évêques de Rennes don-
naient, par an, un festin à MM. les chanoines : c'était
de fondation. M. de Vauréal n'avait jamais manqué
de se conformer à ce louable usage, si ce n'est dans

1. *Dictionnaire de la Conversation*, art. *Lavement*.

le temps où, ayant été ambassadeur en Espagne, il fit plusieurs absences, ce qui priva pendant quelques années le chapitre du festin ordinaire.

C'est une indemnité pour ces festins manqués, que certains chanoines voulaient réclamer, en argent, aux héritiers, alléguant que les absences du prélat n'auraient pas dû les priver de cette redevance ; et ils s'occupaient déjà d'une liste exacte des festins épiscopaux auxquels le chapitre aurait dû assister, et de leur estimation en argent, ce qui montait à une somme assez forte, qu'ils se proposaient de demander en justice.

Mais l'affaire n'eut pas lieu, grâce à une bonne plaisanterie, qui eut tout le succès que pouvaient désirer les héritiers de Monseigneur. Un plaisant s'avisa de mettre en jeu les apothicaires de Rennes et dressa une requête, par laquelle ils demandaient à être reçus partie intervenante au procès, et à partager avec les chanoines le montant de l'indemnité ; et ce pour dédommagement des purgatifs, clystères et autres remèdes que les dits chanoines auraient été obligés de prendre, à raison des nombreuses indigestions dont les festins épiscopaux étaient constamment suivis.

Le chantre du *Lutrin* n'aurait pas manqué de faire son profit d'une pareille aventure, s'il avait pu la connaître[1].

✧ ✧ ✧

Le maréchal duc de RICHELIEU étant malade, ses médecins avaient prescrit un lavement. C'était encore

---

1. *Le Livre des Singularités*, par Philomneste (PEIGNOT), p. 184.

le temps où les apothicaires étaient chargés d'administrer ce remède précieux.

Alors régnait à Paris le premier ou le second de la dynastie des CADET, dont l'officine, plus que séculaire, était, encore en ces dernières années, située rue Saint-Honoré.

On envoie donc chercher Cadet, qui était d'une taille fort exiguë. Le maréchal de Richelieu était au contraire très grand. Notre apothicaire ne pouvait arriver au niveau du point de mire qu'il visait. Le maréchal, impatienté, s'écrie : « Qui donc est allé chercher un *gas si court?* » Aussitôt le mot courut de bouche en bouche et voilà comment on aurait accolé, dès cette époque, le « gas si court » du maréchal aux Cadet présents et futurs.

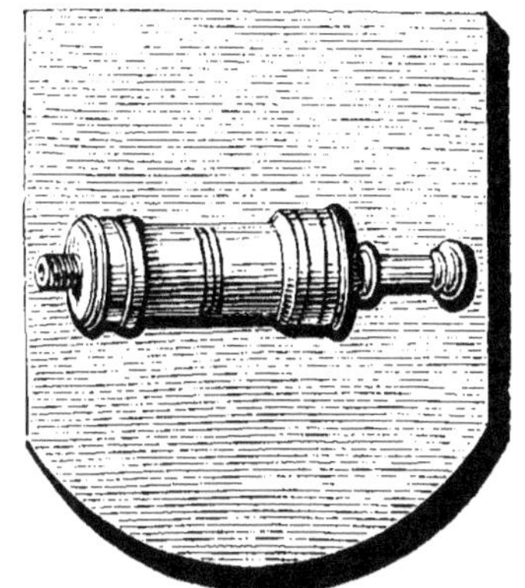

Fig. 30.

Bannière des Apothicaires de Saint-Lô. Aux armes parlantes de la corporation.

C'est ce même apothicaire qui a fourni matière à l'épigramme suivante :

On lisoit au sacré vallon
Un nouveau journal littéraire :
Quelle drogue, dit Apollon !
Rien d'étonnant, répond Fréron,
Il sort de chez l'apothicaire !

Cette facétie plaisante a été gâtée de la manière suivante :

Quoi, dit Linguet, sur son haut ton,

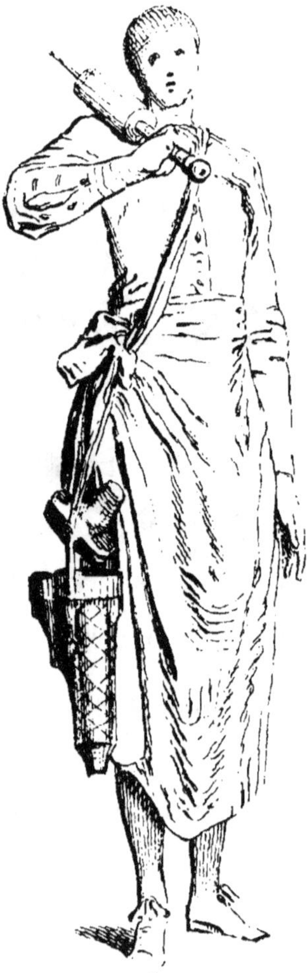

Fig. 31. — Le garçon apo-
thicaire (d'après WATTEAU).

Un ministre de la canule
Vouloir devenir notre émule!
Oui, dit la Harpe, que veux-tu!
Cet homme ayant toujours vécu
Pour le service du derrière,
Doit completter son ministère
En nous donnant un torche-c....

❖ ❖ ❖

BOUVARD (mort en 1787) avait ordonné à la vieille comtesse d'Esclignac de boire tous les jours à son lever un verre d'eau fraîche, de prendre une demi-heure après une tasse de chocolat, et après le chocolat un verre d'eau.

Un matin, la comtesse ne pense pas à la première partie de l'ordonnance, et sa distraction dura jusqu'à ce qu'elle eût pris son chocolat et le verre d'eau qui devait le suivre... Tout à coup, elle s'aperçut de son oubli, et manda le médecin. — « Vous avez eu raison de me faire appeler, lui dit sévèrement Bouvard ; il faut que votre chocolat se trouve entre deux eaux : prenez donc un lavement [1]. »

1. *Paris, Versailles et les provinces au XVIII* siècle* (par DUGAS de BOIS SAINT-JUST), t. I, p. 294.

❖ ✚ ❖

**Nous empruntons à l'*Anjou médical*[1] l'amusant
document suivant :**

Enquête. — Aujourd'hui vingt-huit du moye de juing
M DCCLXX, ès une maison prosche du havre du bourg de
Saint-Martin, les soubsignés, maistres en sirurgie et sirurgiens
ordinaires du Roy, nous sommes assemblés pour voir le corps
du nommé Alphin, officier dans le bataillon du Languedoc, à
qui l'un de nous avoit fait ordonnance pour un clystère composé et qui était passé de vie à trépas sans le recevoir.

« À quoi le maistre apothicaire Blanchard contre qui
plainte a été portée, nous a dit :

« Qu'il s'était présenté hier ving-sept au domicile d'Alphin,
étant porteur d'une seringue en bon estal, pour réouvrir et
deffermer les courants cholédoques et qu'il avoit cherché à
l'insinuer suivant les règles de l'art (*Tuto et Jucunde*), mais
inutilement et avec grand empeschement et fascherie.

« Qu'il avoit cependant regardé de plus près *in fundamento*
et qu'ayant écarté les posters, il avoit aperçu, contre tous
usages et coutumes, un œil qui le regardoit en face, ce qui
n'était jamais arrivé depuis sept vingt ans qu'il praticoit.

« Qu'il avoit jugé que son honneur était outragé et qu'il
s'était retiré de céans.

« D'après cette cognoissance, nous sousignés, maistres
sirurgiens, avons procédé à l'examen du *fundamentum*.

« Le *poster* étant ouvert, nous avons rencontré un fragment
de cristal qui faisait œil et qui regardoit.

« Jugeant le cas neuf et extraordinaire mais exempt de
maléfices, jongleries ou autre perfidie, nous avons interrogé
les gens de service qui nous ont appris qu'Alphin avait accous-
tumé de mettre son œil dans un verre d'eau et qu'il avait pu
l'avaler dans son délire.

« C'est pourquoi nous avons jugé que Blanchard, maistre
apothicaire adolé et outragé, avait sagement agi en se retirant
pour attendre la visite du sirurgien ordinaire du Roy, et

1. Décembre 1900.

déclarons que les torts et rebelleries sont du côté du mort (*sic*).

« De tout quoi certifions véritables entre les mains de BILAUD, notaire royal requis à cet effet, au jour, mois et an que dessus, et avons signé.

« L'original est signé : MONESCAUT, DELCOUR, NIEL, ch. ord. du Roy, BILAUD, not. royal.

« Contrôlé à Saint-Martin le 10 octobre 1770. Cachet en cire rouge brisé. Reçu quatorze sols : *signature illisible*[1]. »

1. Extrait des archives du docteur KEMMERER, léguées à la ville de Saint-Martin-de-Ré.

✠ ✧ ✠

On a décrit bien des phobies, a-t-on jamais parlé de la *clystérophobie* ? BOYER a conté l'histoire d'un jeune homme, dont la mère avait une telle aversion pour les lavements, depuis qu'on lui en avait administré un presque bouillant, qu'elle tombait en syncope à la vue de la plus petite seringue.

Son fils, à qui elle avait légué cette invincible aversion, étant tombé malade, entra dans un hôpital, où ce remède lui fut prescrit. Malgré ses refus, ses cris et tous ses efforts pour le repousser, on le lui administra de force ; mais, quelques minutes après, le malheureux jeune homme avait cessé de vivre.

La deuxième observation de clystérophobie a également trait à un jeune homme, dont l'histoire est rapportée, en ces termes, dans le *Journal de pharmacie* (1815, p. 326) :

« Un jeune noble était malade d'une fièvre ardente
« avec le ventre dur. Son médecin, qui était habitué
« aux méthodes italiennes de traitement, prescrivit
« un lavement ; le malade refuse : il proteste qu'il
« mourra plutôt que de le recevoir, et que jamais sa
« famille et sa noblesse n'avaient été déshonorées par
« un semblable genre de remèdes. Le médecin ne

« tenant compte de ces raisons, oblige le jeune homme
« à prendre son clystère ; mais, après l'avoir reçu, ce
« jeune baron mourut bientôt de chagrin, et le
« médecin eut la plus grande peine à démontrer que
« ce remède ne pouvait pas l'avoir fait périr. »

M. de Lévis, dans ses *Souvenirs*, après nous avoir
parlé de l'agitation « qui régnait continuellement à
Genève, petite république, dit-il, où l'on avait de
temps immémorial autant de goût pour la controverse
que d'aversion pour les voies de fait », ajoute en
note : « Dans un voyage que je fis à Genève, en 1782,
on me montra la rue où, dans une de leurs nombreuses révolutions, on s'était battu pendant deux
heures avec des seringues chargées d'eau bouillante.
Plût à Dieu que cette ridicule artillerie eût été la seule
arme employée dans nos discordes civiles[1]! »

Le maréchal Lobau n'avait donc pas innové, quand,
un demi-siècle plus tard, il recourut au même moyen,
à cela près qu'il fit usage d'eau froide, au lieu d'eau
bouillante.

C'était en 1831 ; les bonapartistes s'assemblaient
souvent, le soir, sur la place Vendôme, et s'efforçaient
de soulever le peuple, soit en faveur d'une Restauration impérialiste, soit en faveur de la République.

Le roi Louis-Philippe[2], sollicité par ses ministres

1. *Curiosités historiques* (Bibliothèque de poche), p. 371.
2. C'est Louis-Philippe qui ajoutait, de sa propre main, sur un
programme de spectacle des Tuileries, cette annotation à
M. de Pourceaugnac : « surtout, beaucoup de seringues ! » *Les
théâtres libertins au* xviiie *siècle*, par MM. d'Aléras et
P. d'Estrée, p. 151.

de déployer contre eux la force armée, ne pouvait s'y résoudre ; et comme il était aussi spirituel que bon, il cherchait plutôt à railler ses adversaires. Il communiqua son désir à ses ministres ; et c'est alors que le maréchal Lobau pensa aux pompes.

Les pompiers furent donc amenés sur la place Vendôme et, après les sommations légales, faites aussi solennellement que si l'on allait tirer à balles, on ouvrit non pas le feu, mais les jets d'eau.

En un instant, les manifestants étaient inondés et la place Vendôme transformée en un vaste marécage, où pataugeaient les mécontents.

Ils étaient furieux, naturellement ; mais la foule des spectateurs, — car il y a toujours beaucoup plus de spectateurs que d'agissants dans une manifestation, — riaient aux éclats. La révolte était noyée sous l'eau, autant que sous le ridicule. Pour se venger, les mécontents firent des caricatures, baptisèrent le maréchal Lobau *l'artilleur de la pièce humide* ; et un chansonnier composa le fameux couplet, dont on a tant ri, les orléanistes les premiers :

> *C'est la seringue*
> *Qui vous distingue,*
> *Partisans du juste milieu...*

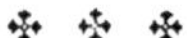

On sait que certains chanteurs, pour éclaircir leur voix, prennent diverses substances, avant d'entrer en scène. Martin mettait dans sa bouche quelques grains de sel ; Chollet buvait de la bière ; Montaubry, du bordeaux ; La Malibran, du madère, et de plus mangeait des sardines.

Il fallait à Duménil, dit le Dr Sandras, six bouteilles de Champagne pour chaque représentation et l'on

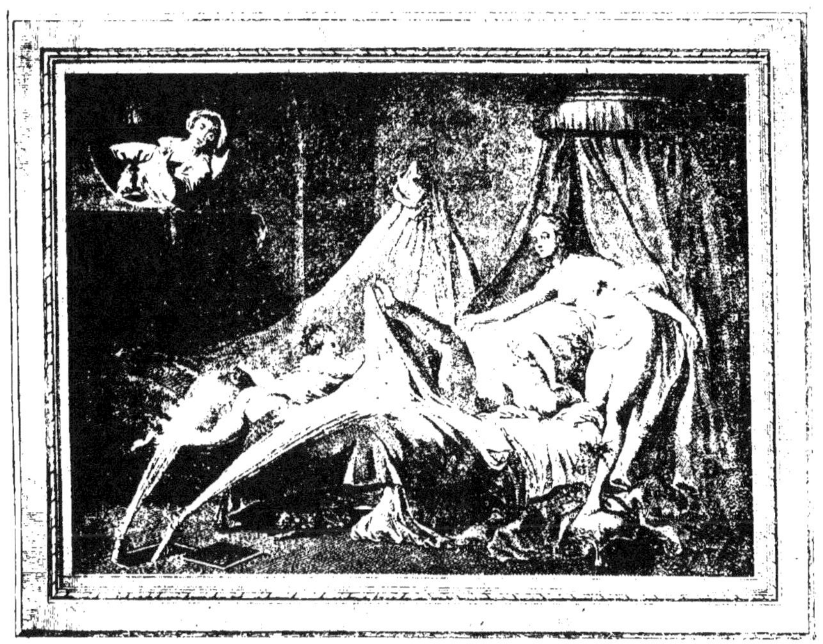

Fig. 32. — La douche intempestive.

voyait ses moyens s'accroître avec le nombre de bouteilles absorbées.

Le grand chanteur Garcia graissait ses cordes vocales avec la Tintilla de Rota; puis vint le *gloria*, mélange de café chaud et sucré additionné d'eau-de-vie, qui doit son nom à l'habitude qu'avaient les chantres de prendre cette boisson, pour mieux célébrer les louanges de Dieu.

Des actrices, pour s'éclaircir le teint et éviter les inconvénients d'une digestion indiscrète, prendraient un lavement, s'il faut en croire l'anecdote suivante, racontée par les Goncourt dans leur *Journal* :

« Le Dr X... a pris pour maîtresse une actrice aussitôt après le bruit de son acquittement pour avortement, un peu à cause du scandale de l'affaire, beaucoup parce que l'avortement a amené un dérangement curieux dans la matrice de la femme. C'est un cas qui amuse l'ancien médecin, dans l'homme devenu impuissant.

« Dans les entr'actes du théâtre, il s'en va chez un grand pharmacien qui est à côté. Et là, dans l'arrière-boutique, en collaboration de son ami, il se livre longuement et compendieusement à la composition d'un de ces lavements, dont la recette est perdue depuis Molière, et rapporte le lavement, où il a mis sa science et son cœur, à la belle, au théâtre. C'est son sac de bonbons de tous les soirs. »

✤ ✤ ✤

Tout le monde sait qu'en Turquie la seule volonté du sultan fait d'un savetier un grand-vizir, mais la transformation que Mahmoud opéra naguère est, probablement, sans exemple : il a nommé son apothicaire grand-maître de l'artillerie.

Le nouveau dignitaire, en entrant en fonctions, s'est, tout de suite, occupé de créer une école de *pointeurs*, dans laquelle il a d'abord fait entrer un grand nombre de *garçons apothicaires* de Stamboul, qui, en raison de leurs premières études, ont, en peu de temps, su viser juste[1].

1. *Archives curieuses*, 1re série, p. 92-93.

✤ ✤ ✤

Cette autre anecdote peint bien également les
mœurs du pays où le fait s'est produit.

Un pharmacien européen arrive au Caire. Il com-

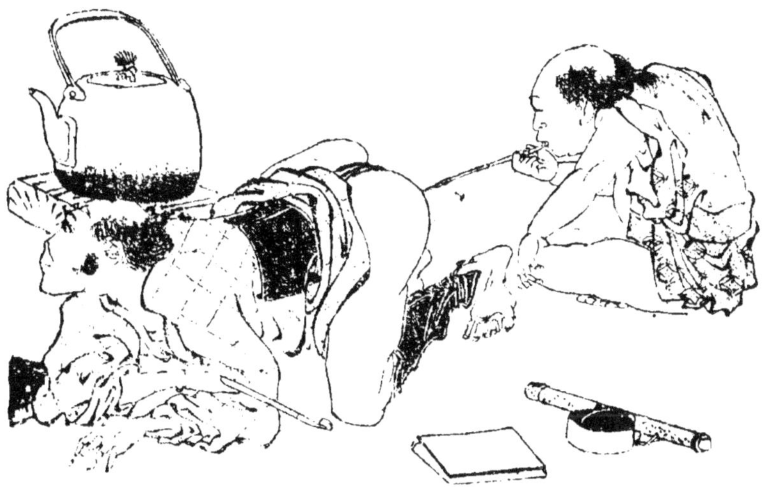

Fig. 33. — Le lavement au Japon.

mence à se faire connaître; un haut personnage
réclame ses services et, bientôt, pour lui prouver toute
sa reconnaissance, il le nomme son chambellan et en
même temps son directeur des chemins de fer.

Or, veut-on savoir l'origine de cette fortune inouïe?

M. le pharmacien européen composait et surtout
administrait les clystères avec un talent et une
adresse que n'avaient jamais connus les Purgon et
les Fleurant de Molière.

« C'est incroyable, mais c'est vrai, et je pourrais

citer les noms », conclut le narrateur de ce piquant récit[1].

✧ ✧ ✧

Sur la tombe d'un apothicaire de Nuremberg ce bas-relief existe : *2 seringues en croix*. Edmond de GONCOURT, qui en avait demandé autrefois le dessin à un de nos confrères[2], en a parlé dans son *Journal*.

Ceci nous rappelle un bon tour, joué à un petit-fils d'apothicaire.

Le fils d'un riche seigneur de Lyon voulut se faire recevoir chanoine de Saint-Pierre de Mâcon. Il fut refusé par le Chapitre, les preuves qu'il avait faites de sa noblesse étant défectueuses : il avait été reconnu que son aïeul avait exercé la profession d'*apothicaire*.

Cependant, l'autorité intervint, et l'admission du prétendant dut se faire. Le jour où il prit possession de son canonicat, on vit, au-dessus de la stalle qu'il devait occuper, un écusson, que des méchants y avaient fait placer, représentant deux seringues en sautoir, avec cette devise : « J'entre dans tous les corps[3]. »

✧ ✧ ✧

L'illustre auteur de la *Gazza ladra* avait une jolie collection d'instruments de choix (de musique, s'entend). Au rang d'honneur, ROSSINI avait placé une grosse seringue en ivoire, qui figura à sa vente en 1868, et que chacun put y voir. Bien des gens, en

1. *Égypte et Palestine*, observations médicales et scientifiques, par le Dr Ernest GODARD, p. 18-19.
2. Cf. *Chr. méd.*, 1898, p. 616.
3. *Lyonnaisiana*, par G. VÉRICEL, p. 95.

l'admirant chez lui, ne sachant qu'y voir, écarquil-
laient les yeux et restaient bouche bée. A leurs
timides questions, le grand maëstro répondait invaria-
blement, que c'était là le premier des instruments,
*l'instrumento di musica per eccelenza, per far la
musica gallica!*

❖ ❖ ❖

Une des applications les plus imprévues de la cita-
tion dévoyée est assurément cette épigraphe, emprun-
tée à Horace par un étudiant en médecine, dans les
dernières années de la Restauration, et imprimée en
tête d'une thèse, dans laquelle l'auteur signalait les
inconvénients d'une clystérisation trop fréquente :

*Est modus in rebus : sunt certi denique fines
Quos ultrà citràque nequi consistere.* RECTUM.

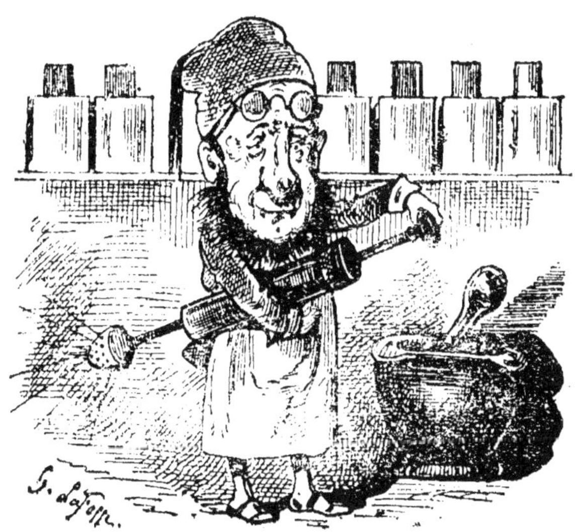

Fig. 37.

III

Le Procès du Clystère.

Le mémoire qu'on va lire ne date pas d'hier. La cause, cause grasse s'il en fut, remonte à l'époque où Molière faisait aux Purgon et aux Diafoirus de son temps une si rude et impitoyable guerre.

Il a été maintes fois signalé et partiellement reproduit. Nous avons pensé que les curieux seraient heureux de le retrouver dans notre recueil *in-extenso*, tel que nous l'avons extrait de l'ouvrage qui le contient et dont le titre est : *Causes amusantes et connues.* (A Berlin, M. DCC. LXIX), pp. 66 et suiv.

En deux mots, voici l'affaire.

Tiennette Boyau, garde-malade, réclamait la modique somme de cent cinquante francs à François Bourgeois, chanoine de l'église collégiale et papale de Saint-Urbain, à Troyes, pour lui avoir administré, dans l'espace de deux ans, *deux mille cent quatre-vingt-dix clystères.* Certes, ce n'était pas cher, et c'était montrer bien du désintéressement. Le chanoine

8

résista longtemps ; mais enfin, redoutant le grand
jour de l'audience et le scandale de la publicité, il
s'adoucit et se soumit[1].

Maintenant, donnons la parole aux documents.

*Mémoire pour Étiennette Boyau, garde-malade, contre maître
François Bourgeois, chanoine de l'insigne église collégiale et
papale de Saint-Urbain de Troyes.*

Cette cause présente un spectacle aussi nouveau
qu'intéressant. On y verra, d'un côté, un ecclésiastique,
un chanoine, un homme riche, jouir pendant deux ans
des travaux du mercenaire ; travaux d'autant plus
importants, qu'ils intéressent la vie, qu'ils rappellent
la fraîcheur, qu'ils conservent la santé ; on verra,
dis-je, cet ecclésiastique, après deux ans consécutifs de
soins et de services, refuser au mercenaire la récompense qu'il a si justement acquise et la lui refuser aux
yeux mêmes de la justice.

On verra, de l'autre côté, une femme qui a toujours
rempli les devoirs de son état avec distinction ;
pauvre, les richesses n'accompagnent pas toujours la
valeur ; âgée, c'est un titre de plus pour mériter la
commisération ; on verra cette pauvre femme, après
avoir différentes fois, mais en vain, sollicité le riche
Bourgeois de lui payer un salaire légitime et trop
longtemps différé, poussée, à la fin, par ses besoins,
de réclamer la protection des lois, et de révéler à la
face du public, et ses bienfaits, et l'ingratitude du
riche Bourgeois.

Le récit du fait mettra les deux objets dans tout
leur jour.

1. GROSLEY, *Les Troyens célèbres*, t. II, p. 248, cité par PHI-
LIPPE, *op. cit.*, p. 118.

FAIT

Le sieur Bourgeois se trouvoit, depuis quelque temps, fatigué d'une intempérie chaude des viscères et de cette espèce d'acrimonie du sang qui en fait extravaser la partie rouge. Ayant consulté pour sa maladie, on lui ordonna l'usage fréquent d'une espèce de lénitif connu vulgairement sous le nom de *clystère*.

La Faculté ayant parlé, il ne s'agissoit plus que de trouver quelqu'un pourvu des talens nécessaires pour en exécuter l'ordonnance. On auroit pu s'adresser au sieur Gentil, le phénix des apothicaires de cette ville; mais le sieur Gentil gagne beaucoup d'argent dans sa boutique, et ne se déplace qu'à grands frais.

Tiennette jouissoit alors de la réputation la plus brillante. Elle avoit l'honneur de servir les personnes les plus qualifiées de la ville, qui se louoient également de son zèle et de sa dextérité. D'ailleurs quoiqu'elle ne fût pas riche, elle ne prenoit que deux sous six deniers par représentation, ce qui la faisoit passer pour une femme d'un désintéressement peu commun.

Le sieur Bourgeois jetta les yeux sur elle; il la pria de venir le voir. Il lui fit une confidence de sa maladie, de la consultation des médecins et des services dont il avoit besoin. Tiennette lui ayant donné un essai de son sçavoir faire, il la combla des éloges les plus flatteurs, et la pria de lui continuer par la suite ses bons offices.

Deux ans entiers se passèrent de la sorte, c'est-à-dire le sieur Bourgeois, toujours un peu échauffé, et toujours se rafraichissant; Tiennette, toujours officieuse, et toujours prête à le rafraichir: elle y procédoit au moins une fois par jour et souvent jusqu'à six.

Cependant, elle avoit besoin d'argent, et le sieur Bourgeois ne vouloit point lui en donner. Trois cens fois dans les moments les plus intéressans et dans la posture la plus suppliante, elle le pria d'avoir égard à ses besoins, sans qu'il se laissât attendrir.

Enfin, le carême dernier s'approchant, elle crut l'occasion favorable pour amener le sieur Bourgeois à des sentiments plus humains et plus équitables; elle se persuadoit que dans ce tems de réconciliation, elle n'auroit qu'à parler pour être satisfaite : elle se résolut même, pour y apporter de sa part plus de facilité, à ne demander que la somme de 150 livres, quoiqu'elle eût droit d'exiger une somme beaucoup plus considérable, ainsi qu'on le prouvera par la suite.

Elle se croyoit si sûre d'être payée, qu'elle avoit déjà pris quelques arrangements pour placer à fonds perdu ces 150 livres, à dessein de s'en faire une petite rente qui lui assurât du pain dans ses vieux jours.

Elle partit donc de chez elle, pleine d'espérance et de projets. Chemin faisant, et dans la joie de son cœur, elle se disoit à elle-même : j'ai semé, je vais recueillir. Inutiles projets! espérance trompeuse! A peine fut-elle arrivée, et eut-elle fait part au sieur Bourgeois du sujet de sa visite, que la regardant d'un front sévère, il lui dit: *Je n'ai point d'argent à vous donner. — Mais au moins*, lui répondit-elle, en versant des torrents de larmes, *donnez-moi, ou vendez-moi deux boisseaux de bled. — Je ne donne*, répliqua-t-il, *ni ne vends mon bled dans un tems où il est à bon marché, et où il peut devenir cher.* A ces mots, Tiennette fut frappée comme d'un coup de foudre, la

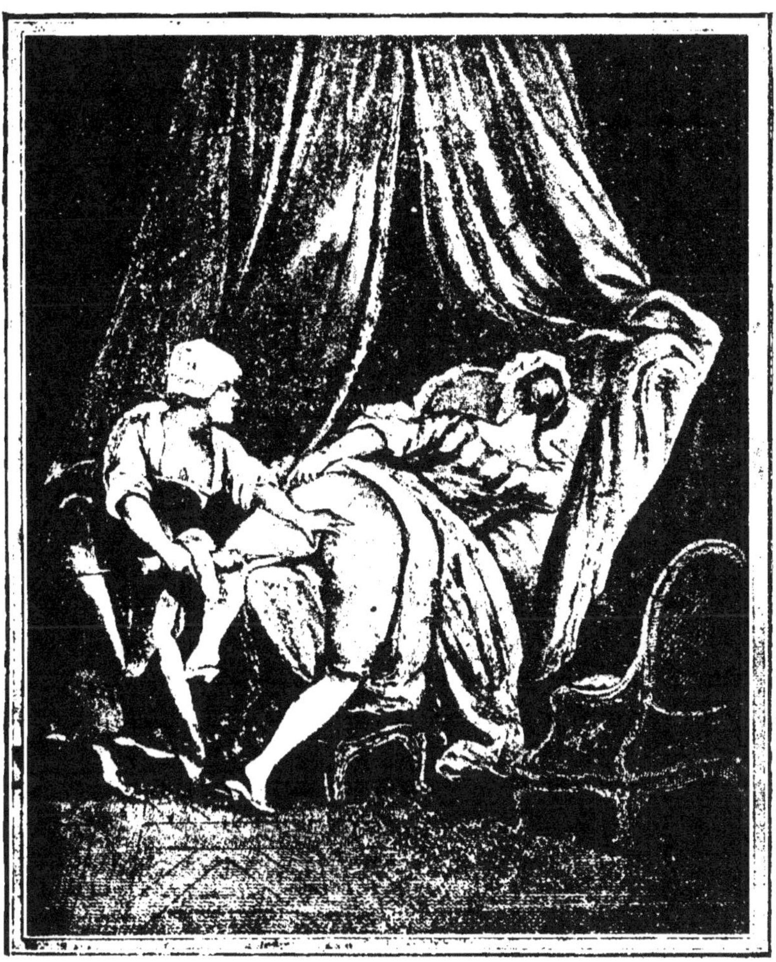

Fig. 35. — La Chambrière instruite.
Gravure anglaise, d'après FRAGONARD.

douce espérance s'envola de son cœur, et le désespoir qui s'en rendit maître, la ramena chez elle.

Plongée dans la douleur la plus amère, ses amies, ses voisines vinrent la consoler; toutes lui conseillèrent de traduire en justice l'ingrat qui l'avoit si cruellement renvoyée. Elle hésita long-tems : car si d'un côté sa misère et ses besoins la portoient à y consentir, de l'autre elle étoit retenue par l'attachement qu'elle conservoit encore pour le sieur Bourgeois. Enfin, cependant, le besoin emporta la balance, et l'exploit fut donné le 5 mai 1746. Par cet exploit, elle conclut à la modique somme de 150 livres, tant pour avoir mis en place 1.200 lavements, que pour avoir fourni la seringue et le canon. Tels sont les faits. Prouvons maintenant combien la demande de Tiennette est juste et modérée.

MOYENS

Nous pourrions citer les autorités les plus respectables pour faire voir au sieur Bourgeois combien il est mal de retenir la récompense du mercenaire; mais nous nous contenterons de rapporter à cet égard le sentiment des païens. Hésiode, le plus ancien gnomographe de la Grèce qui nous soit connu, a dit dans son ouvrage intitulé : *Opera et Dies*, lib. I, ces belles paroles : *Misthos d'andri philo eiremenos arkios esto,* ce qui veut dire : Donnez au mercenaire la récompense qu'il a méritée. Pithée, roi de Trézène, qui vivoit trente ans avant Salomon et qui, par sa fille Ætra, fut aïeul de Thésée, avoit donné le même précepte longtemps avant Hésiode.

Si les païens ont regardé ce précepte comme un

principe de morale, combien le sieur Bourgeois doit-il rougir de l'avoir si mal pratiqué! Si une autorité plus sainte nous ordonna de garder la récompense du mercenaire jusqu'au lendemain, combien le sieur Bourgeois doit-il se reprocher d'avoir retenu pendant deux ans le salaire de Tiennette!

Si des services ordinaires doivent être suivis d'une récompense si prompte, combien doit l'être davantage la récompense de ces services secrets, de ces services auxquels l'humanité répugne un peu, de ces services, en un mot, qu'on ne rend point en face!

Comment se défendra le sieur Bourgeois? Opposera-t-il la fin de non-recevoir? Mais depuis le dernier lavement jusqu'à l'exploit il ne s'est guère écoulé que deux mois. Déniera-t-il le service de Tiennette? Tous ses voisins et amis sont prêts d'en rendre témoignage. Dira-t-il que Tiennette s'acquitte maladroitement de ses fonctions? La voix de tous les honnêtes gens s'élèveroit contre lui.

Peut-être se retranchera-t-il à dire que la somme de 150 livres est exorbitante; que des lavements ainsi que toute autre chose, doivent être moins chers en gros qu'en détail; et que lui, qui en prend tous les jours plutôt six qu'un, doit les avoir à meilleur marché qu'une personne qui n'en prendroit qu'un en passant. Cette réflexion du sieur Bourgeois est judicieuse, mais par un calcul fort simple, on va lui prouver qu'il en fait une application peu juste.

Tiennette a servi le sieur Bourgeois pendant deux ans consécutifs : le fait n'est pas douteux. Chaque année est composée de 365 jours, ce qui fait pour deux ans 730 jours. Or, le sieur Bourgeois prenoit au moins un lavement par jour, et souvent il en prenoit jusqu'à six. Ainsi, en évaluant chaque jour l'un dans l'autre à trois lavemens (et cette évaluation n'est pas excessive), il se trouvera pour les 730 jours un capital de 2.190 lavemens, lesquels, à 2 sous 6 deniers pièce, qui est le prix courant, forment, si l'on ne se trompe, la somme de 273 livres 15 sous.

Tiennette a bien voulu restreindre ces 2.190 lavemens au nombre de 1.200, et au lieu de 273 livres 15 sous qu'elle avoit droit de prétendre, elle s'est réduite à 150 livres. Comment donc le sieur Bourgeois ose-t-il se plaindre? et Tiennette pouvoit-elle porter le désintéressement et la modération plus loin?

Mais il est inutile, dans ce mémoire préparatoire, de s'arrêter plus long-temps à prévenir les objections du sieur Bourgeois. On se propose, lorsqu'il aura fourni ses défenses, d'y répondre amplement dans un second mémoire.

Tiennette même ose se flatter qu'il n'en viendra pas jusque-là. Elle espère qu'il rentrera dans lui-même; qu'il rougira de son ingratitude; qu'il sentira que, si refuser au riche ce qu'on lui doit est une injustice, le refuser au pauvre, c'est en quelque sorte un homicide.

L'intérêt propre du sieur Bourgeois doit l'engager à faire justice à Tiennette, car enfin il n'est pas parfaitement guéri de sa maladie. S'il ne satisfait pas Tiennette, qui désormais voudra lui rendre des services qu'il sait si mal récompenser? Qui les lui rendra avec autant de zèle et de dextérité?

Qu'il revienne à résipiscence et Tiennette oubliera le passé. On s'attache aux gens par les bienfaits; elle est véritablement attachée à lui par ceux qu'elle

lui a rendus. Qu'il lui fasse justice, et il la verra
retourner à côté de son lit avec plus d'empressement
que jamais.

Mais s'il persiste dans son endurcissement, si son
ingratitude continue, si Tiennette est obligée de faire
porter la cause à l'audience, doit-on douter qu'elle
n'obtienne le succès le plus favorable?

*Nous terminerons par ce mémoire facétieux, œuvre
de Grosley, avocat à Troyes, l'historique du Clystère.*

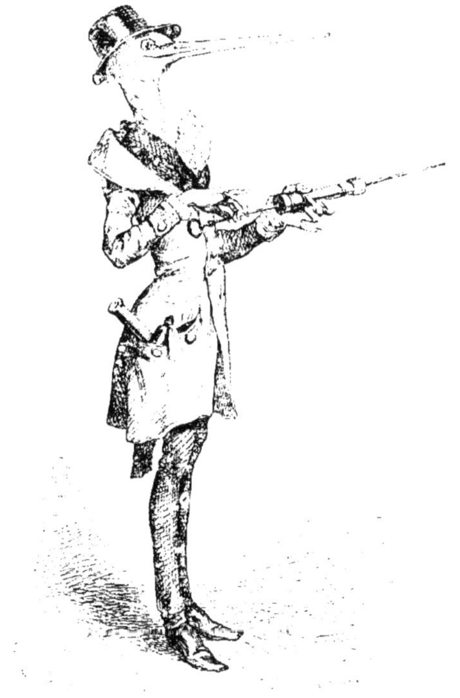

Fig. 36.

Variétés Historiques
et Humoristiques

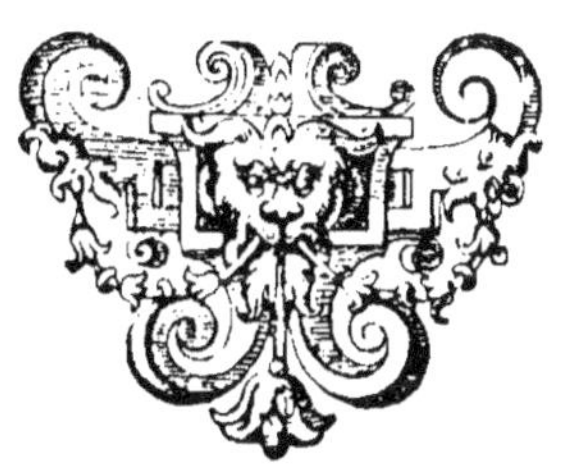

CHAPITRE II

Variétés Historiques et Humoristiques.

✤ ✤ ✤

UN STOÏCIEN QUI PRÊCHE D'EXEMPLE

Pendant qu'Épictète, le philosophe stoïcien, était encore esclave d'Épaphrodite, il prit un jour fantaisie à ce maître barbare de s'amuser à lui tordre la jambe.

Épictète, s'apercevant qu'il y prenait plaisir et qu'il recommençait avec plus de force, lui dit en souriant et sans s'émouvoir : « Si vous continuez, vous me « casserez infailliblement la jambe. » En effet, cela étant arrivé, il ne lui répondit autre chose sinon : « Eh bien, ne vous avais-je pas dit que vous me rom- « priez la jambe? » Celse ayant opposé ce trait de modération aux Chrétiens en disant : « Votre Jésus- « Christ a-t-il rien fait de si beau à sa mort? — *Oui*, répliqua saint Augustin, *il s'est tu*.

✤ ✤ ✤

CHIRURGIE CONVENTUELLE

Au XII° siècle, les moines du couvent de Paraclet,
en Champagne, s'exerçaient, sur les conseils d'ABÉ-
LARD, aux pratiques chirurgicales et cependant la première abbesse du monastère fut HÉLOÏSE qui, si on
l'avait consultée, se serait apparemment, prononcée,
en fait de chirurgie, pour la chirurgie... conservatrice.

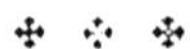

AVEUGLE OU EUNUQUE?

Mlle de MONTPENSIER, fille de Gaston d'Orléans,
frère de Louis XIII, passant dans la rue Saint-Honoré,
est arrêtée un instant par l'embarras des voitures.

Un aveugle s'approche et s'écrie : — Ma bonne
princesse, ayez pitié de ce pauvre homme qui a perdu
les joies de ce monde. — Hélas! dit la princesse,
est-ce que ce pauvre homme est eunuque? — Non,
madame, il est aveugle. — Ah! je n'y faisais pas
attention, répliqua ingénument la princesse.

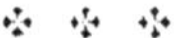

UN ABBÉ PRÉVOYANT

Un abbé, bel esprit du siècle de Louis XIV, écrivait quelquefois d'une manière assez originale. Étant
un jour tombé malade à Calais, il fit part de cette
nouvelle à son frère par la lettre suivante :

« Mon frère, on a mandé à notre mère que j'étois
fort malade; dites-lui, je vous prie, que cela ne doit
point lui donner d'inquiétude : les enterrements sont
à bon marché à Calais; je ne lui demande qu'une

douzaine de messes, qui ne coûtent que cinq sous au pays où elle est. Et à vous, mon cher frère, la seule grâce que je vous demande, c'est de ne point faire de mauvaise épitaphe, ou pour mieux dire de ne m'en point faire du tout ; vous m'obligerez sensiblement

« Votre bon frère

De Montreuil. »

Cette lettre donnerait à penser que Mme de Montreuil regardait de près à la dépense, et que le frère du malade avait un talent poétique fort équivoque aux yeux dudit malade.

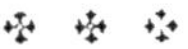

TROP TARD !

Le 22 juillet 1746, la Dauphine meurt au troisième jour de son accouchement, emportée par une fièvre puerpérale. Peyrat, qui n'avait été que l'accoucheur, put éviter la calomnie ; mais Bouillac, qui avait été appelé à cause de la métro-péritonite, fut moins heureux : les pamphlets, les épigrammes, les accusations l'accablèrent ; en voici un échantillon :

Jadis le grand Henry finit sa destinée
Par les coups meurtriers, infâme Ravaillac ;
L'épouse du Dauphin, non moins infortunée,
Vient de trouver la mort dans les mains de Bouillac.

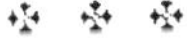

LA MALADIE DES SERINS

On lit dans les *Mémoires secrets*, dits de Bachaumont[1] : « Personne ne semble plus douter aujourd'hui que M. AMELOT n'ait recueilli les fruits trop amers de son goût pour le sexe, on en parle hautement à la cour, on en plaisante, on dit qu'il a la *maladie des serins*..... Ce qui confirme ce soupçon, c'est que personne ne peut approcher de lui depuis trois mois et plus, pas même sa famille. Une naïveté de son suisse le tournerait en certitude, si elle était vraie. On veut qu'un quidam, vingt fois venu pour parler à ce ministre et n'ayant pu y parvenir, ayant demandé à ce suisse, d'un air mystérieux : « Mais, est-ce que M. Amelot aurait la petite vérole ? », il lui ait répondu brusquement : « Bon ! est-ce que vous prenez mon maître pour un enfant ? »

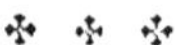

BLASPHÈME DE MORIBOND, PAR MÉPRISE

La faveur du duc de CHOISEUL avait attiré tant de cousins qui portaient son nom que, pour les distinguer, on leur avait donné des sobriquets. Il y en avait un qu'on appelait Choiseul *bon-Dieu*. On importunait à outrance le maréchal de Belle-Isle, pour faire avoir un régiment à ce cousin de son ennemi. Ce ministre étant à la mort, on lui apporta le viatique, et on lui annonça « le bon Dieu », comme c'est l'usage à Paris, où le valet de chambre, qui est à la porte, nomme toujours les arrivants à haute voix. Le maréchal agonisant crut que c'était ce Choiseul qui venait le relancer, et cria de toutes ses forces : « Qu'il s'en

1. Nov. 1783, t. I, p. 74.

aille, qu'il me laisse en repos ! dites que je lui donne
un régiment. »

Souvenirs du baron de Gleichen.

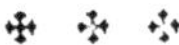

FONCTIONNAIRE... JUSQU'A LA MORT !

Le duc de Nivernais était grand seigneur et poëte,
autant qu'un duc et pair pouvait l'être. Ce duc avait
une espèce d'intendant, qu'il estimait et qui était
retenu dans son lit par une maladie mortelle. Voulant
savoir où en était ce pauvre diable, il monta dans sa
chambre, par une condescendance inouïe, et vint en
personne chercher de ses nouvelles. Le moribond,
confus de l'honneur qu'on lui faisait, se redressa avec
effort sur son séant, et dit à son maître du ton le plus
respectueux : « Ah ! monsieur le duc, je vous
demande bien pardon de mourir devant vous... »
A quoi le duc ému, et ne sachant ce qu'il disait,
répondit : « Ne vous gênez pas, mon ami. » L'intendant, profitant de la permission, expira sans scrupule.

Victor du BLED, Le prince de Ligne
et ses contemporains, p. 37, note 1.

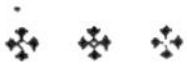

ORDONNANCES SAVONNÉES

On a dit que les ordonnances de Tronchin étaient
toutes savonnées, parce qu'il appliquait le savon à
toutes sortes d'infirmités. En effet, M. le comte de
Ch..., s'étant rendu à Genève exprès pour y consulter

9

ce célèbre médecin, communiqua, dès son retour, à plusieurs personnes l'ordonnance qu'il en avait reçue. Celle-ci ayant été confrontée avec plusieurs autres, il se trouva qu'il y avait dans toutes du savon : ce qui fit dire plaisamment que si la blanchisseuse de M. Tronchin l'eût su, elle lui aurait intenté un procès.

❖ ❖ ❖

MÉPRISE INDÉCENTE, DANS LE NOIR!

Souvent les propos de table de FRÉDÉRIC *le Grand* étoient très piquants et très plaisants.

La conversation étant tombée un jour à dîner sur la passion que les médecins avoient jadis pour étouffer les malades, dans leur chambre, le Roi raconta que l'Empereur LÉOPOLD, ayant une très forte fièvre, fut enfermé hermétiquement dans son appartement, de manière qu'aucun rayon de lumière ne pouvoit y pénétrer; que son médecin, par la bêtise duquel cela se faisoit, arrivant un matin, eut beaucoup de peine à trouver le lit du malade; qu'après avoir réussi enfin, il fut dans un très grand embarras pour trouver le bras de l'Empereur; il tâtonna le lit les couvertes de Léopold, avec qui on ne pouvoit parler dans ce moment, vu que c'étoit un homme très-grave. Enfin, lorsqu'il crut réussir et tenir le bras de Sa Majesté, il compta très-gravement et avec la plus grande attention les battemens du pouls. Mais l'Empereur, très-surpris de cette incroyable méprise, en sortit son imbécile médecin, en lui disant, très-pathétiquement et très gravement :

*Hoc est membrum nostrum Imperiale, sacrocæsa-
reum.*

ZIMMERMANN, Frédéric le Grand[1].

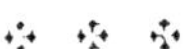

UNE SCÈNE « D'INTÉRIEUR » ATTENDRISSANTE

Le littérateur allemand Kotzebue risque, dans ses
Mémoires, cette naïve confidence d'alcôve : « Ma
pauvre petite femme, étant très malade, ne voulut
prendre de lavements que de ma main. Je lui fis
cette opération pour la première fois en tremblant,
mais ayant reçu quelques leçons du conseiller Starck,
la chose alla très bien depuis : ma femme fut contente
et elle me donna un tendre baiser pour cela. — Oh !
comme tout cela est facile à l'amour ! » s'écrie Kotzebue, en terminant ce récit domestique.

A placer, en pendant de ce tableau de l'amour conju-
gal, cette carte postale bien connue qui montre un
bourgeois en bretelles, l'irrigateur en mains, prêt à
rendre le même service à sa moitié, en vertu de l'article du Code civil : *Le Mari administre seul les biens
de la communauté.*

POUR UN TABOURET

L'historiette est un peu leste, mais comme elle
remonte au siècle passé, on peut la risquer sans compromettre personne. C'est Edmond Deschaumes,
qui, dans le *Courrier de Paris*, la raconta en ces
termes :

1. Pp. 186-187 (suite).

« La petite Mme de M... B... avait une envie folle de posséder à la cour ce tabouret, qui troubla tant de grandes dames, et qui a inspiré à Saint-Simon tant de malicieuses et profondes observations.

« Fort jolie, quoique de petite taille, et semblable à une mignonne figurine de Saxe, elle savait que le roi Louis XV la trouvait fort à son goût.

« Le roi rencontre Mme de M... B... dans un corridor. Ils étaient seuls! Le très puissant monarque pousse la jeune femme contre le mur, pour lui conter tout ce qu'il avait... sur le cœur.

« Hélas! la délicieuse créature était trop petite.

« Sire, dit-elle alors en rougissant, je vois bien que, pour arriver à être digne de vous, il me faudrait un tabouret ».

« Je dois ajouter qu'elle en eut un. »

Gazette anecdotique (année 1888).

AMOUREUSE JUSQU'A LA FIN

Un jour que le maréchal de RICHELIEU s'était rencontré, dans la chambre de sa femme mourante, avec son confesseur, le P. Segaud, il dit à celle-ci, quand le Jésuite l'eût quittée :

— « Au moins, en êtes-vous contente? »

— « Oh! oui, bien contente, il ne me défend pas de vous aimer[1]. »

A l'heure de l'agonie, elle ne voulut pas qu'on

1. VOLTAIRE. *Correspondance : lettre à Formont*, du 25 juin 1735. — DUC DE LUYNES. *Mémoires ou Journal*, t. III, p. 224. — P. d'ESTRÉE. *Le Maréchal de Richelieu.*

appelât son mari, pour lui éviter le déchirement de la séparation suprême; mais il avait donné des ordres contraires, et elle eut la consolation de mourir entre ses bras, dans l'étreinte d'un dernier baiser (2 août 1740).

Jeux de mots

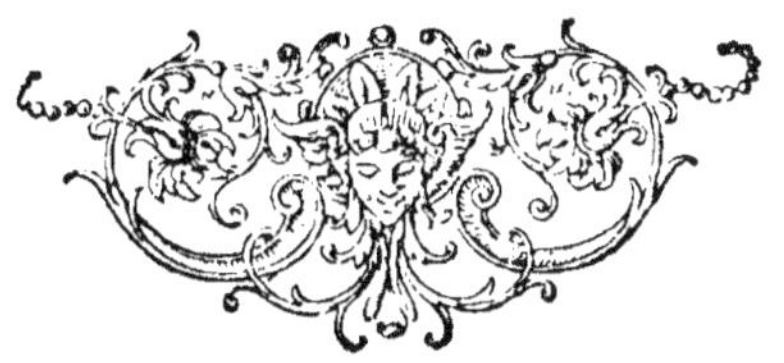

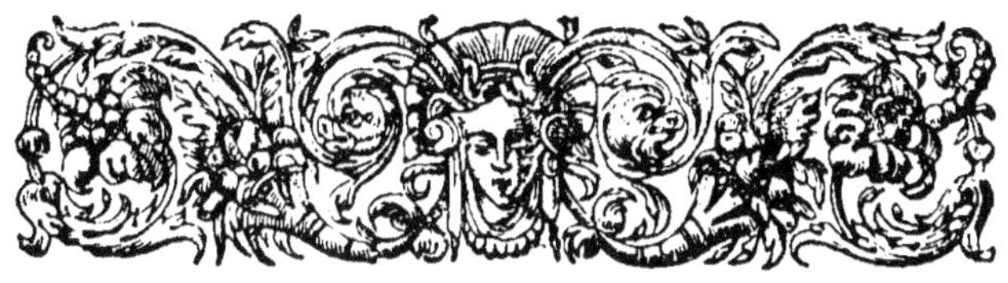

CHAPITRE III

Jeux de mots.

✛ ✛ ✛

Le calembour ! « La fiente de l'esprit qui vole », l'a défini Victor Hugo ; « l'esprit de ceux qui n'en ont pas », a laissé échapper un humoriste de mauvaise humeur. N'en médisons pas : il a d'illustres parrains, dont l'auteur des *Misérables*, qui n'est pas le moindre, nous a fait connaître quelques-uns.

« Tout ce qu'il y a de plus auguste, de plus sublime et de plus charmant dans l'humanité, a fait des jeux de mots. Jésus-Christ a fait un calembour sur saint Pierre, Moïse sur Isaac, Eschyle sur Polyeucte, Cléopâtre sur Octave, et notez que ce calembour de Cléopâtre a précédé la bataille d'Actium et que, sans lui, personne ne se souviendrait de la ville de Toryne, nom qui signifie : cuiller à pot ! »[1]

1. V. Hugo, *Les Misérables*, 1re partie, livre III, chapitre VII.

Comment est né le mot « calembour » ? V. Sardou l'a
conté jadis avec sa verve et son érudition coutumières[1];
mais on pratiquait l'équivoque spirituelle bien avant
que le mot ait été mis en vogue : on la retrouve dans
les symboles et les armoiries parlants[2]. Les calembours figurés, dits *rébus*, forment une partie essen-
tielle du blason.

Un exemple seulement.

Un ministre de Charles VI, Jean de Montagu, avait
adopté pour devise des feuilles de mauve : *malva*, en
latin : ce qui, au dire du Père Ménestrier, signifiait
qu'alors tout allait mal en France. Devise prophétique,
au moins pour qui la portait, car les choses allèrent si
mal pour le sire de Montagu, qu'il fut condamné et
mis à mort comme dilapidateur des finances, empoi-
sonneur et sorcier[3].

RABELAIS n'a pas manqué de tourner en raillerie
les calembours des nobles écussons.

Ces glorieux de cours et transposeurs de noms, dit-il dans
son *Gargantua*, voulant, en leurs devises, signifier des peines,
font portraire des pennes d'oiseaux: de l'ancholie, pour mé-
lancolie ; la lune bicorne, pour vivre en croissant ; un lit sans
ciel, pour un licencié, qui sont homonymes tant ineptes, tant
fades, tant rustiques et barbares, que l'on devrait attacher
une queue de renard au collet à chacun d'iceux qui en vou-
droient dorénavant user en France, après la restitution des
bonnes lettres.

Quoi qu'en dise Rabelais, le calembour, s'il a le

1. Cf. Le *Figaro*, 31 janvier 1875.
2. *Magasin pittoresque*, 1838, pp. 16, 27, 44.
3. *Id.*, 1841, p. 23.

mérite de l'à-propos, s'il ne verse pas dans la gros-
sièreté plate, ne mérite pas le dédain dont l'accablent
ceux qui ne le goûtent pas. Nous partageons en cela
l'opinion d'un grand seigneur du dix-huitième siècle :
« Je sais le peu de cas que l'on doit faire, en général,
des jeux de mots, écrit le duc de Lévis[1] : ils sont même
pitoyables, quand ils reviennent trop souvent, et surtout lorsqu'ils sont étudiés ; mais je sais aussi que,
quand ces plaisanteries sont inattendues et inspirées
par l'occasion, elles n'ont pas été dédaignées par les
plus grands hommes de tous les âges et de tous les
pays. »

Faut-il rappeler qu'au dix-septième siècle, un grave
professeur de grec au Collège de France, Pierre de
Montmaur, dont le nom, du moins, ne vous est pas
inconnu, faisait tant de calembours, pour amuser ceux
qui admettaient ce parasite à leur table, qu'on appela
longtemps ces jeux de l'esprit des « Montmaurismes ? »

Ces saillies trouvaient, sans doute, alors, des audi-
teurs complaisants ; mais, le plus souvent, elles déton-
naient dans un milieu peu préparé à les recevoir.

Cent ans se passeront avant que le calembour
acquière droit de cité, avant que le marquis de Bièvre
l'introduise à la Cour et le répande à la Ville, lui
donne, selon l'expression de V. Sardou, des lettres de
noblesse.

« Le calembourdier par excellence est, sans contre-
dit, le marquis de Bièvre », consigne un nouvelliste

1. *Souvenirs et Portraits* (Paris, 1815), p. 81.

du temps. « Il a mis ses compatriotes dans le goût de
ne parler qu'en calembours », confirme un anecdotier.

Gentilhomme lettré, frondeur, bel esprit, comme
on disait à cette époque, le marquis a semé, en prodigue, à tous les vents, ses mots et ses pointes; nous
ne nous imposerons pas la tâche de les tous recueillir:
ce serait besogne fastidieuse, pour le moins super-
flue : nous nous en tiendrons aux traits qui se rap-
portent à des personnages historiques, ou qui ont un
caractère plus spécialement médical. Rappelons, à
ce propos, que notre héros tient à la famille médicale
par un lien indirect : Georges-François Mareschal de
Bièvre était le propre arrière-petit-fils de Georges
Mareschal, seigneur de Bièvre, premier chirurgien de
Louis XIV et plus tard de Louis XV[1].

Le futur joueur de mots passa une enfance triste,
loin de l'atmosphère familiale. Dès qu'il eut atteint
l'âge requis, on le mit dans un collège de Paris, où
la discipline n'était pas sans rudesse. L'enfant fit de
rapides progrès et acquit une instruction fort étendue.
Il possédait à merveille les classiques, latins et grecs,
et il en donna la preuve, un jour, dans une circonstance mémorable.

Il était écuyer ordinaire de Monsieur, frère du Roi
(Louis XVI). Voulant donner un échantillon de sa
facilité d'adaptation, il fit le pari de répondre à toute
question qui lui serait posée, par un vers de Virgile
approprié.

Marie-Antoinette, ayant appris l'objet de la gageure,

—————

1. Cte Gabriel MARESCHAL DE BIÈVRE, *Le Marquis de Bièvre*, sa
vie, ses calembours, ses comédies (1747-1789). Paris, Plon, 1910.

résolut d'embarrasser l'imprudent : « Marquis, lui dit-elle avec son plus aimable sourire, combien de fois reçûtes-vous le fouet pendant votre enfance? » Alors, avec une pathétique émotion, l'interpellé de répliquer par le vers bien connu :

Infandum, regina, jubes renovare dolorem!

On ne le provoquait jamais sans amener aussitôt une riposte et, quelle que fût la qualité de son interlocuteur, il lui tenait tête.

Pendant une des fêtes de la Cour, Louis XVI voulut mettre à l'épreuve la faculté d'improvisation du marquis de Bièvre.

— « Savez-vous, lui dit-il à brûle-pourpoint, de quelle secte philosophique sont les puces? »

Comme le marquis confessait son ignorance, le roi, fier de son triomphe, expliqua que les bestioles appartenaient à la secte d'Epicure *(des piqûres* . Mais le marquis ajouta, sans coup férir :

— « Votre Majesté pourrait-elle me dire de quelle secte sont les poux? » C'était au tour du roi de s'avouer vaincu. « Ils sont de la secte d'Epictète *(des pique-tête)* », prononça sans rire le gentilhomme.

Sous l'ancien régime, avons-nous à vous l'apprendre, on ne redoutait pas la gauloiserie dans l'expression et le sans-gêne dans les manières. Il n'y avait point de retenue dans les meilleures sociétés, et on s'y laissait aller à des incongruités qu'aujourd'hui, dans un

salon de bonne compagnie, on aurait quelque peine
à tolérer. Ceux qui connaissent la psychologie de
Louis XVI n'éprouveront aucune surprise à ouïr l'a-
necdote qui suit.

Certain jour qu'il traversait une des galeries de
Versailles, entouré de courtisans, le roi laisse échapper
un bruit intempestif. Tous les assistants s'efforcent
de réprimer un sourire — « Bonne marque, s'écrie le
marquis de Bièvre, voilà des bruits de paix qui courent
à Versailles. »

— « Vraiment, reprend un autre seigneur, ils ne
sont pas sans fondement. »

Un autre soir que Bièvre dînait à côté d'un évêque,
atteint de la même incommodité que le Roi, l'enragé
calembouriste lui dit à l'oreille :

— « Vous voudriez bien, Monseigneur, que ce fût
un vent cardinal ? »

Dès son avènement au pouvoir, Louis XVI, pour
qui le métier de roi était une nouveauté, s'était entouré
d'hommes capables de le lui apprendre : il avait
nommé le comte de Maurepas premier ministre;
l'intendant Turgot reçut le contrôle des Finances;
M. de Miromesnil, les Sceaux, etc. Mais l'opposition
veillait et l'on ne tarda pas à annoncer la chute pro-
chaine du Grand Ministère. La marquise du Deffand,
qui tenait au courant son ami Horace Walpole de ce
qui se passait à Paris, lui mandait :

« Vous savez que le Maurepas et Turgot ont la

goutte : l'un est parti de Fontainebleau, l'autre en partira : ce qui fait dire à M. de Bièvre que nos Ministres s'en vont goutte à goutte. »

C'est encore à Bièvre que l'on doit un calembour bien souvent cité.

Comme une dame lui demandait ce qu'était M. DA-RAN, le chirurgien qui se vantait de guérir tous les rétrécissements par l'usage de bougies élastiques :

« C'est, Madame, répondit le marquis, un homme assez singulier, qui prend nos vessies pour des lanternes. »

Hâtons-nous d'ajouter que la paternité du mot lui a été contestée, et à juste titre, semble-t-il.

En 1723, le médecin BOUDIN, écrivant à M. de Nocé que la vessie du cardinal (Dubois) était toute percée : « Vous ne me ferez pas accroire, lui répondit le roué, que les vessies sont des lanternes. » Mais on peut dépouiller les riches, il leur reste toujours de quoi se vêtir. Le marquis faisait assez de mots pour qu'on pût s'enrichir de ses dépouilles.

Un jeune homme, qui vivait dans la solitude, montrait un jour au marquis de Bièvre des vers qu'il venait de faire.

« On reconnaît aisément des vers solitaires, lui dit-il, car ils sont longs et plats. »

Une autre fois, quelqu'un lui demandait comment allait le siège de Gibraltar :

« Pas trop mal, s'empressa-t-il de répondre, il commence à se lever. » Le mot passe de bouche en bouche, écrit l'auteur du *Tableau de Paris*[1] ; on le répète au café ; au parterre, tout le monde en rit, jusqu'à l'épicier, et le public, tout à fait éclairé, sait enfin à quoi s'en tenir.

On ne prenait jamais le marquis sans vert. Mme de POLIGNAC l'ayant défié de lui faire un calembour *ex abrupto*, il lui décocha cette impertinence :

« Eh ! bien, dites-moi si vous vous servez toujours de longs gants gris ? »

A quelqu'un qui lui conseillait de faire sa cour à une femme d'un embonpoint excessif, laquelle avait manifesté pour lui de l'inclination, Bièvre répliquait : « Mon médecin m'a défendu les corps gras. »

— « Ma santé est bien altérée, lui disait un vieux libertin. — « Que ne la faites-vous boire, lui répondit le plaisantin.

De Bièvre était un assidu des guinguettes, des cabarets, des bals publics, et dans les années qui ont précédé la Révolution, Dieu sait s'ils étaient nombreux !

1. T. V. (1783), p. 178.

— « Voyez ce beau régiment de femmes ! » s'écriait un de ses amis, montrant des danseuses évoluant d'un pas rythmé.

— « Oui, approuva Bièvre; mais je doute que ce soient des troupes réglées. »

Le marquis rendait, certain soir, visite à une Italienne, qu'il trouva au lit.

— « Qu'avez-vous donc, lui dit-il en la voyant affreusement pâle; est-ce le mal-sain, le mal-propre, le mal-faisant, le mal-heureux, ou le mal-honnête?

— « Non répondit-elle, avec son accent, c'est le mal-otru (Elle avait des hémorroïdes). »

Après la première représentation du *Séducteur*, l'acteur MOLÉ dit à l'auteur de la pièce :

« Je ne suis pas content de moi, je crains d'avoir affaibli mon rôle, car j'étais enroué. »

— « Tant mieux, s'exclame Bièvre, c'est l'esprit du rôle : il faut jouer le séducteur en roué. » [1]

Le prince de CONDÉ mit un jour le marquis au défi de faire un à-propos sur son nom. Il se contenta de

---

1. Nous empruntons ce trait, ainsi que d'autres semés çà et là dans notre chronique, au recueil connu sous le titre de *Bièvriana*, qu'on attribue généralement à un médecin d'Auxerre, nommé Albéric DEVILLE.

lui riposter que Condé pouvait se traduire : *les jeux de l'amour et du hasard*.

Glissons, sans appuyer.

Regardant passer un régiment de hussards, Bièvre se mit à dire :

« Voilà des hommes qui n'iront pas loin ; ils sont très attaqués de la poitrine. »

— Comment cela ? lui demanda-t-on.

— Ne voyez-vous pas qu'ils ont des boutons sur l'estomac ?

Pas très fort évidemment, mais la veine de l'inspiration se tarit parfois. Il était plus en verve, dans la circonstance qui suit, si tant est que le mot soit bien de lui.

La maîtresse du marquis de Termes avait accouché après six mois de mariage.

— Ne craignez rien, dit-on au mari, l'enfant vivra : il est à terme (à Termes).

Le marquis passait pour avoir un caractère bienveillant et doux, et ses pointes étaient, le plus souvent, malicieuses sans méchanceté ; mais il était une classe de la société pour laquelle il ne professait qu'une médiocre sympathie : c'était celle des financiers, des traitants.

Au mois de mars 1777, le fermier général Dangé fut enlevé par une courte maladie. « La veille de sa mort, content les *Mémoires secrets*, il recevait du monde ; il était sur sa chaise-longue, dans une robe de chambre à fleurs d'or, jouant à la bouillotte et parlant filles : il disait qu'il voulait s'en aller gaiement. » Quand de Bièvre apprit son prochain « départ », il improvisa cette brève oraison funèbre :

« Enfin ! on va pouvoir passer la place Vendôme (c'était là qu'habitait l'homme d'argent) sans Dangé. »

De même, quand on avait annoncé au marquis la mort du maréchal de CONFLANS : « Fausse nouvelle ! » s'était-il écrié.

— « Comment pouvez-vous douter ?... Il n'y a rien de plus assuré. »

— « Mais nullement je n'en doute, puisque je vous dis : Fosse nouvelle ! »

Sa manie des calembours avait valu au marquis de Bièvre une notoriété incontestée, et aussi nombre d'imitateurs. VOLTAIRE lui-même n'avait pas assez de sarcasmes et de dédain à l'adresse des joueurs de mots[1], ce qui ne l'empêchait d'en commettre à son tour, si l'occasion s'en présentait.

Le célèbre railleur, au dire du prince de Ligne, « riait d'une sottise imprévue, d'un misérable jeu de mots et se permettait aussi quelques bêtises » ; s'il ne s'inclina pas devant ce nouveau « tyran », il ne manqua pas de lui faire une cour discrète.

Une vieille coquette, qui désirait encore plaire, avait voulu essayer ses charmes surannés sur le philosophe ; elle s'était présentée à lui dans tout son

---

1. « Liguons-nous ensemble, écrivait-il à Mme du Deffand ; ne souffrons pas qu'un tyran si bête usurpe l'empire du grand monde ! »

apparat. Prenant le prétexte de quelque madrigal qu'il lui débitait, et aussi ayant surpris un regard qu'il avait jeté à la dérobée sur sa gorge, outrageusement découverte :

— « Comment, Monsieur de Voltaire, soupira-t-elle en minaudant, est-ce que vous songeriez encore à ces petits coquins-là? »

— « Petits coquins! aurait repris le malin vieillard; dites plutôt, Madame, grands pendards!

Voltaire sacrifiait à la mode du jour : l'esprit n'était-il pas, au dix-huitième siècle, monnaie courante? De la petite monnaie peut-être; aussi chacun la dépensait-il sans compter.

Parmi ces prodigues, accordons au moins une mention, à côté de Voltaire et du marquis de Bièvre, à qui nous avons fait la part assez large, à une actrice de l'époque, qui fut, maintes fois, sa partenaire, dans cette joute dont la réputation de ceux qu'on mettait en cause fut souvent l'enjeu.

Ce n'est pas seulement comme actrice que Sophie Arnould s'est fait connaître; douée d'une imagination vive, d'une facilité de répartie qui la rendait redoutable, car elle ne manquait pas de causticité, elle répandait à profusion les saillies de son esprit acéré. Il y a tels de ses mots qui nous ont été conservés, dont bien des échotiers de nos jours, s'ils les connaissaient, ne manqueraient pas de faire leur provende. Comme ils sont trop, nous devons faire un choix[1].

1. Nous avons puisé surtout dans le recueil, devenu rare, intitulé : *Arnoldiana ou Sophie Arnould et ses Contemporains*, par l'auteur du *Bièvriana* (le médecin Deville, dont il a été plus haut question). Paris, 1813.

Un sopraniste fameux du Conservatoire de Naples et l'une des plus jolies voix de castrat qui se soient fait entendre, était venu à Paris à l'âge de 18 ans. Une dame, l'ayant entendu chanter, en devint éperdument amoureuse. Comme elle parlait de lui avec enthousiasme devant Sophie Arnould :

« Il est vrai, dit celle-ci, que son organe est ravissant ; mais ne sentez-vous pas qu'il y manque quelque chose ?

Il y avait, à l'Opéra, une danseuse fort maigre, mais dont les manières étaient assez gracieuses : on l'avait surnommée le *squelette des grâces*. Un jour qu'elle dansait avec GARDEL, son soupirant, et DAUBERVAL, à qui elle accordait ses faveurs du moment, la maligne Sophie se prit à dire :

« Je crois voir deux chiens qui se disputent un os ! »

On parlait beaucoup des prodigalités du financier BERTIN pour une actrice : rien que pour son mobilier, il n'avait pas dépensé moins de cinq cent mille livres. Mais la volage avait le cœur ailleurs et son protecteur la trouvait, un matin, couchée, dans sa maison de campagne, avec le fils de l'entrepreneur des eaux de Passy. Quelques jours après, M. Bertin ayant rencontré Sophie Arnould, celle-ci lui fit cette allusion :

« J'ai en ce moment des obstructions ; dites-moi

donc comment Mlle Hus — c'était le nom de la belle impure — se trouve des eaux de Passy. »

⁂

Mlle Miré, plus appréciée comme courtisane que comme danseuse, était très exigeante en amour. Il lui fallait preuve sur preuve, et plus d'un brave succomba sur le champ de bataille. L'un deux y ayant perdu la vie, Sophie tint ce propos :

« Ordinairement, c'est la lame qui use le fourreau; ici, c'est le fourreau qui a usé la lame. »

La victime de cet accident du travail avait été musicien; Sophie proposa de mettre sur sa tombe cette épitaphe : *La mi ré la mi la* (La Miré l'a mis là).

⁂

Lorsque Sophie Arnould avait mis au monde son premier-né, tous ses amis s'étaient empressés d'aller la complimenter.

— Bon Dieu! leur dit-elle, comme on souffre pour des jeux d'enfants!

— Il est un remède qui prévient ces douleurs-là, observa un grave Esculape.

— Et quel est-il?

— La continence.

— Que me proposez-vous là! de répliquer Sophie; le remède est pire que le mal.

⁂

Une autre fois que le marquis de Bièvre dînait

chez l'actrice, et qu'on avait servi un melon sur la
table : « Il n'ira pas loin, dit Bièvre, il a les pâles
couleurs. » — « Quoi de surprenant, riposta l'actrice,
puisqu'il relève de couche. »

C'est encore Sophie qui, voyant au foyer de la danse
une jeune figurante qui tirait le Docteur BARTHEZ par
son énorme perruque, en manière de jeu :

— Finis donc, espiègle, lui dit Sophie; tu enlèves
à monsieur toute sa réputation.

Mais il faut se borner et mettre un terme à cette
débauche d'esprit. Nous ne citerons plus que trois
traits; ils seront les derniers.

Quelqu'un rapportait, devant Mlle Arnould, que le
médecin CHIRAC, interrogé si le commerce des femmes
était nuisible, avait répondu : « Non, pourvu qu'on
ne prenne point de drogue; mais j'avertis que le
changement en est une. »

— « Et pourtant, répartit Sophie, c'est cette
drogue-là qui fait aller le commerce. »

Une de ses camarades, Mlle DURANCY, ayant eu des
couches laborieuses, toutes ses amies étaient allées
lui rendre visite.

— Pourquoi donc, dit la malade, faut-il tant souffrir pour un instant de plaisir?

— Hélas! ma chère, de répondre Sophie, les douleurs de l'enfantement sont pour nous les remords de
la volupté.

C'est encore et toujours Sophie Arnould qui avait
fait placer dans sa chambre à coucher un très beau lit,
dont le ciel offrait la forme d'une coupe renversée.

Un vieil amateur, admirant l'élégance de ce nouveau
meuble, s'écria :

— « Voici un bien beau dôme ! »

— « Oui, répondit-elle, mais ce n'est pas celui des
Invalides. »

Ce sera, si vous le voulez bien, le « bouquet » de ce
feu d'artifice.

Les « Galanteries »
au Siècle Galant

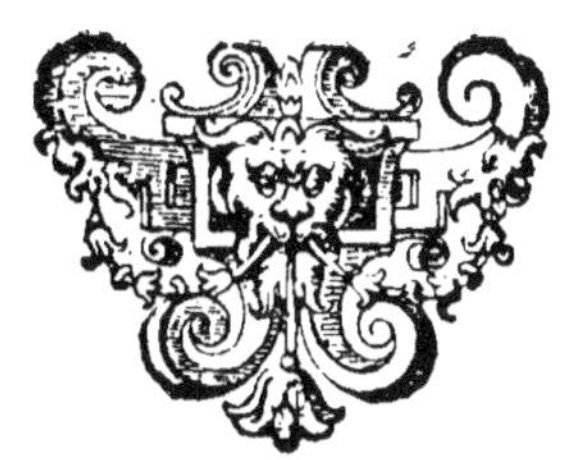

CHAPITRE IV

Les « Galanteries » au Siècle Galant[1].

✣ ✣ ✣

Michelet, l'illustre historien, ouvrant son cours du
Collège de France, débutait ainsi :

« Messieurs, à l'aurore du grand siècle (j'entends
le dix-huitième...) » ; et il continua sans plus se sou-
cier du bruit provoqué par ce paradoxe inattendu.

Loin de nous la pensée de nous livrer à cet exercice, au surplus assez vain, de rhéteur en quête de
sujet, qui consiste à établir un parallèle entre l'époque
qui vit naître cette admirable floraison de littérature
et d'art, cette génération sans égale, dont les représentants furent : Molière, Corneille, Racine, La Bruyère,
La Fontaine et Boileau — pour ne citer que les plus
éminents ; et le siècle de l'Encyclopédie, le siècle de
Diderot, d'Alembert et J.-J. Rousseau.

Mais, pourquoi ne pas avouer, — c'est un péché

1. V. fig. 8 : *L'Agrément aux Dames*

qui se peut pardonner — nos préférences pour le dix-huitième? Non point que nous le jugions supérieur au précédent, mais parce qu'il fut vraiment le siècle bien français, le siècle de la galanterie et du beau langage, et, de plus, avec cette pointe d'esprit, cet assaisonnement un peu pimenté dont les Gaulois nous ont légué la recette, à moins que nous ne la tenions directement de notre ancêtre et confrère, l'immortel auteur de *Pantagruel*.

Ceci dit, pour nous excuser de vous conter quelques-unes de ces histoires égrillardes dont raffolaient nos pères, et qui faisaient les délices de nos aïeules, moins promptes à s'effaroucher que nos prudes contemporaines.

A l'époque dont nous évoquons la mémoire, il y avait, outre les feuilles sérieuses — en petit nombre, nous en devons convenir — ce que nous appellerions aujourd'hui les feuilles à scandale, mais qu'on nommait alors les « mémoires secrets », probablement parce qu'ils circulaient entre toutes les mains, sous l'œil bienveillant de M. le Lieutenant général de police.

Parmi ces feuilles, deux se faisaient remarquer par l'audace de leurs informations et la hardiesse de leurs révélations.

L'une d'elles se nommait le *Gazetier cuirassé*. Il n'en était pas qui bravât l'opinion avec plus de désinvolture. On en jugera par cet entrefilet, qui nous apprend, à nous médecins, deux particularités intéressantes pour l'histoire de notre art : la première, c'est que l'*avarie* sévissait, comme de nos jours, car si le

nom n'était pas inventé, le mal qu'on a désigné
depuis sous ce vocable n'en exerçait pas moins ses
ravages ; la deuxième, c'est qu'un certain Préval, près
d'un siècle et demi avant Metchnikoff, avait eu l'idée
de rechercher un prophylactique contre la terrible
peste, *lues venerea*, ainsi que la nommaient les premiers
syphiligraphes.

Mais, venons au fait, c'est-à-dire au passage de notre
« Gazetier cuirassé. »

« On avertit le public — écrit le malicieux chroniqueur —
qu'il règne, parmi les filles de l'Opéra, une maladie épidé-
mique, qui commence à gagner les femmes de la Cour et se
communique jusqu'à leurs laquais ; cette maladie allonge les
figures, efface le teint, diminue l'embonpoint et occasionne
des ravages effrayants où elle se fixe ; on voit des femmes
sans dents, d'autres *sans sourcils* ; on en voit de *paralytiques*,
etc... On recommande aux amateurs les baptêmes du sieur
Préval, docteur en médecine, qui a prouvé démonstrativement
qu'on peut passer tout l'Opéra en revue sans rien craindre,
pourvu qu'on boive de son eau, et qu'on soit baptisé de sa
main. »

Préval ou plutôt Guilbert de Préval n'était pas
un charlatan vulgaire ; c'était bel et bien un docteur-
régent de la Faculté de Paris.

Son préservatif consistait en une liqueur dans
laquelle on plongeait la partie qu'on voulait rendre
« invulnérable au virus vénérien. »

Voici, à défaut de la composition exacte du spécifique, son mode d'emploi, d'après son propre inventeur.

« Quiconque voudra se servir de cette eau prenne un gobelet
ou autre vase, fait non d'aucun métal, mais de terre ou de

verre (*ce qui semblerait bien indiquer qu'il s'agit d'une substance pouvant attaquer les métaux*; *de mercure, par exemple*);
qu'il y plonge la partie qu'il voudra rendre invulnérable au
virus vénérien; qu'il l'en abreuve avec soin et à plusieurs
reprises, lorsqu'il se sera exposé au commerce d'une femme
suspecte ou même réellement gâtée. Quant aux femmes,
qu'elles s'en fassent des injections fréquentes et profondes. »

Guilbert de Préval ne se contentait pas de préco-
niser son eau comme prophylactique; il affirmait
qu'elle était, aussi, « indicative et curative » du mal
de Vénus.

Il était tellement convaincu de l'efficacité de son
spécifique, qu'il n'hésita pas à se soumettre à une
expérience dont il fut beaucoup parlé, tant à la Cour
qu'à la Ville.

Le 6 mai 1771, en présence du duc de Chartres et
du prince de Condé, Préval se fit présenter une fille
publique, « la plus hideusement affectée du mal im-
monde »; puis, s'étant, « comme les anciens lutteurs,
frotté de son huile miraculeuse, il se livra, à plusieurs
reprises (*sic*), aux actes les plus voluptueux et les plus
lascifs que la passion puisse suggérer.

Un mois après cette première expérience, Préval la
renouvelait devant le chirurgien du comte de la
Marche.

Ce compère lui avait choisi une fille, « gangrenée
de la peste vérolique jusque dans la moelle des os. »
Cette fois encore, le champion sortit indemne de la lice
où il s'était témérairement engagé.

Mais c'était trop! La Faculté s'émut et prononça
l'exclusion de Guilbert de Préval de son sein, arguant

qu'une telle prostitution publique d'un de ses membres était « déshonorante et infâme ».

∿∿∿

Sans doute ne s'était-il pas muni du précieux préservatif, l'infortuné magistrat dont un anecdotier du siècle galant nous conte la mésaventure.

Il s'agit, dans l'historiette quelque peu égrillarde qu'on va lire, d'un certain placet... Mais nous enlèverions toute sa saveur à ce fait divers d'antan, si nous le coulions dans le creuset d'une sèche analyse. Passons donc la plume à BACHAUMONT, très expert à manier cet instrument... piquant.

« 29 janvier 1763.

« On rapporte l'histoire d'un placet arrivée à certain intendant, des plus plaisantes : on en pourrait faire un conte épigrammatique très bon et très sale. On la met ici pour les gens de lettres qui voudront en faire usage.

« Une jolie fille, très jolie, se trouvant à l'audience d'un Intendant, un placet à la main, Monseigneur la lorgne, la démêle, l'aborde, lui dit de passer dans son cabinet. Rien de plus pressé que d'expédier le reste des suppliants.

« Il rentre, l'amour dans le cœur, le feu dans les yeux.

« Qu'y a-t-il pour votre service, belle enfant?

« C'est un placet, Monseigneur.

« — Un placet, ah! il n'y a rien que de juste sans doute, un ange comme vous doit avoir raison. Si vous étiez aussi favorable à ma demande!... En même temps il l'appuyait de baisers ardents; ses mains libertines avaient laissé échapper le placet, pour des attouchements plus délicieux.

« Eh! mais, Monseigneur, vous n'y songez pas; vous ne savez pas ce que je demande; lisez! En même temps, notre Agnès ramasse le placet, et en se baissant, découvre à Monseigneur de nouveaux charmes.

« Sa Grandeur n'y tient plus et de gré ou de force, il fait

exaucer sa requête. Revenu à lui, il jure à la demoiselle le
plus inviolable attachement; sa cause est gagnée avant qu'il
l'ait sçue.

« Le bel ange s'envole rapidement, et Monseigneur n'ayant
rien de mieux à faire, parcourt le placet; il le relit deux fois.
Quelle surprise! c'était une plainte amère contre un chirurgien ignorant ou fripon.... On devine le reste. Monseigneur a
pris depuis ce temps la coutume de lire les placets avant de
présenter le sien. »

On devine le reste! Tout le dix-huitième est là, avec
son art des sous-entendus, sa discrétion mesurée.

Hélas! nous avons perdu cette tradition de bien dire
et de tout dire, comme nos ancêtres d'il y a deux
siècles.

Etes-vous curieux de savoir en quels termes le
célèbre avocat Linguet se plaignit d'avoir été « poi-
vré » par une fille de l'Opéra? Il adressa la piquante
épître qu'on va lire à cette prêtresse de la Vénus
impudique. Nous y mettrions aujourd'hui moins de
grâce et de formules.

« En vérité, ma belle voisine, vous êtes trop généreuse!
Vous vous êtes mise en mouvement le 20 du mois dernier sur
votre bergère, pour me donner mes étrennes. Elles sem-
bloient être la façon de l'amour. Je ne sais si elles auroient
pu être autrement tournées de celle de la haine. Ce qu'il y a
de sûr, c'est que je me serois bien gardé de les recevoir, si
j'en avois connu la valeur. Mais ce n'est que le huitième jour
que je me trouve instruit; et s'il est, heureusement, encore
temps de me débarrasser de votre présent, il ne l'est malheureusement plus de le refuser.

« Quand Apollon rencontroit des beautés rebelles, il les
métamorphosoit en arbres, chargés de feuilles bien vertes et
de fruits très jeunes. Je ne suis pas une beauté; je n'ai été

que trop docile et cependant mon chirurgien m'assure qu'il y aura avant peu du vert et du jaune dans mon affaire. Je ne voudrois pas pour cela devenir souche comme Daphné, mais j'enrage de grand cœur de ne l'avoir pas été au moins un jour.

« Je sais à présent à quoi m'en tenir sur la maladie de M. D..., je vois les raisons qui vous ont écartée de moi à mon retour et retenue auprès de lui dans ces moments si délicats. Nous étions tous étonnés de vous voir devenue si sédentaire auprès d'un homme sur qui vous m'accordiez, à moi indigne, toutes sortes de préférences. Je sais maintenant le principe qui vous conduisait.

« Le pauvre D... avoit une inflammation au... bas-ventre : il étoit tout naturel qu'étant aussi un peu enflammée devers ces parties-là, vous lui servissiez de garde. Les rafraîchissements devoient l'éteindre, comme l'incendie que vous aviez causé ou simplement partagé; que vous en fussiez la source ou le dépôt, il falloit bien que le tout devînt commun. C'étoit une économie très sage de ne séparer ni les maux ni les remèdes.

« Mais qu'avois-je besoin d'être fourré dans le bûcher infernal? Moi qui n'apportois que le feu le plus pur et le plus doux; moi qui commençois à m'habituer à une privation dont je n'accusois que votre inconstance; moi que le plus tendre amour conduisait à vos pieds! Quand vous avez eu la cruauté de m'y rappeler, hélas! c'est avec bien du plaisir que je lui ai offert mes sacrifices; mais je ne croyois pas en être la victime!

« Ma toute aimable, je ne veux plus du culte de ce dieu-là, quand vous en serez la prêtresse. Vous traitez trop rudement les cierges qu'on lui présente : on vous les confie pour les éteindre, et vous les exposez à fondre goutte à goutte.

«... Où en sont tant d'honnêtes gens qui, séduits comme moi par l'agrément de votre figure et la solidité apparente de votre caractère, ignorant combien peut devenir dangereuse la consolatrice d'un magistrat liquidé, ont conçu, comme moi, des désirs pour vous, et ont eu probablement, comme moi, part à vos largesses. Je les plains, s'ils en ont tiré le même fruit.

« Je vais, comme eux, travailler sourdement à la délivrance de ce fruit funeste. La dernière proposition que je hasarderai

jamais, c'est de vous le rendre, si vous en êtes curieuse avant
que je m'en défasse.

« Adieu, ma divine. Voilà bien du changement en deux
jours, n'est-il pas vrai? Mais c'est ainsi que vont les événements de la vie, comme vous me l'écriviez si tendrement, il y
a un mois, en m'annonçant une retraite dont je serois heureux que vous ne fussiez jamais sortie. Vous devez être à
présent plus convaincue encore de la vérité de cet axiome.
Cette lettre est bien différente de la dernière, mais c'est que
mon... bas-ventre est aussi diablement changé; ce que je
déplore bien tristement.

« Bonjour! je vous embrasse du plus loin qu'il m'est possible, et je suis, etc. »

Sans doute une épidémie d'*avariose* sévissait-elle
alors sur les femmes de théâtre, car voici l'épigramme qu'un méchant pamphlétaire décochait contre
Mlle CLAIRON, l'actrice en renom :

> Quoi! mille francs pour ma vérole,
> Disait Dubois[1] à son frater!
> Frétillon[2], pour beaucoup moins cher
> A fait cent tours de casserole[3].
> Eh! donc, lui répliqua Keiser[4],
> Sandis, c'est un exemple unique.
> La belle alors de tout Paris
> Etait la meilleure pratique,
> J'aurais dû la traiter gratis;
> C'était l'espoir de ma boutique.

1. Artiste de la Comédie-Française.
2. Surnom de Mlle Clairon.
3. Passer par la casserole ou par les grands remèdes, c'était le
traitement de la syphilis au siècle galant : cf. la *Chronique médicale*, 1905, p. 638.
4. Charlatan connu pour ses dragées anti-vénériennes.

Une autre demoiselle de l'Opéra, « très médiocre », mais de la plus jolie figure du monde, avait « porté la désolation à la Cour pendant le voyage de Fontainebleau. »

Trois personnages appartenant à la société la plus choisie de l'époque, trois jeunes seigneurs, avaient été infectés par elle : le prince de Lambesc, le prince de Guéméné et le marquis de Liancourt avaient, suivant une expression du temps, été les malheureuses victimes de la lubricité de cette actrice.

Dès 1721, d'ailleurs, la mère du Régent constatait que, sur neuf jeunes gens de qualité qui dînaient un soir avec son petit-fils, le duc de Chartres, sept avaient le *mal français*, et Mathieu Marais, deux ans plus tard, consignait dans son *Journal* :

« Les femmes de la Cour sont fort gâtées; les maris ont gâté leurs femmes ou les femmes leurs maris. On nomme le duc et la duchesse de Tallard, le duc et la duchesse de Montbazon, le duc et la duchesse de la Meilleraye, qui ont besoin de La Péronie (*sic*), outre leurs adhérens, et tout cela est venu par une Madame de Lunati, Italienne, qui en a donné de la plus fine. »

Cette autre dame, qui a peine à marcher et qui s'est estropiée à vouloir se faire un petit pied, c'est la comtesse de Rosen, au service de la comtesse d'Artois.

La comtesse en question n'eut pas moins de quatre amants à la fois et on ne se gênait pas pour dire tout haut qu'elle avait des charmes empoisonneurs, et que, notamment, l'évêque de Noyon se mourait, des suites de son amour pour elle.

Quant au comte, il fermait les yeux sur les débordements de sa Messaline ; mais ce qu'il ne pouvait lui pardonner, c'était d'avoir empoisonné le prélat, qui était un de ses meilleurs amis.

Dans d'autres cas, c'était l'époux dont l'inconduite était notoire ; il était rare que l'épouse se tînt à l'abri de la contagion. Marie-Aurore de Saxe, la grand'mère de George Sand, eut cette heureuse fortune.

Pendant les fêtes qui suivirent la cérémonie nuptiale, fêtes qui se prolongèrent fort avant dans la nuit, le valet de chambre du futur mari prit à part le chevalier de Beaumont, frère de la mariée, et lui dit, en confidence, qu'il fallait à tout prix qu'il empêchât la jeune femme de consommer le mariage.

L'intervention du chevalier fut assez mal reçue, et le comte de Horn opposa, tout d'abord, une assez vive résistance ; mais on fit venir un médecin et il dut se résigner.

Le chevalier n'eut pas seulement à faire entendre raison au comte, il lui fallut encore aller trouver sa sœur et lui recommander, dans son intérêt même, de ne jamais rester seule avec son mari ; de ne jamais, sous aucun prétexte, pénétrer dans ses appartements particuliers. Aurore, qui éprouvait une répugnance instinctive pour le soldat à la physionomie dure et méchante, promit tout ce qu'on voulut, sans demander de plus amples détails, très heureuse de s'en 'tirer à si bon compte[1].

1. Les *Demoiselles de Verrières*, par Gaston Maugras.

Le 15 novembre 1781, Tronchin envoyait à un
M. de Lubières l'épître suivante :

« Madame d'Epinay est assez bien; son vilain mari est bien
malade jusque dans la moelle des os : *fructus belli.* »

S'il faut en croire la chronique scandaleuse, ce
dernier avait communiqué le « mal honteux » à son
épouse, afin que son amant fût, par le même canal,
gangrené à son tour. Comme le couple n'avait pas
complètement cessé de vivre ensemble, malgré une
incompatibilité d'humeur manifeste, il se trouva qu'un
beau jour, le plus heureux des trois hérita, tout naturellement, du cadeau qui venait en ligne droite du
mari, et il en fut si cruellement atteint, qu'il faillit en
mourir.

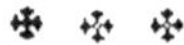

Pour terminer sur une note réjouissante, nous
allons reproduire le certificat qui circula, de mains en
mains, dans Paris, et que la malignité de l'auteur,
resté anonyme, attribua au célèbre Bordeu, médecin
attaché à la Du Barry, et par la grâce de la favorite,
devenu l'Esculape préféré de toutes les belles dames
du temps.

Pour l'intelligence du document, il faut savoir que
Mlle de Granville, une des courtisanes du jour les
plus achalandées, était entretenue par un maître des
requêtes, M. de Jonville, et avait « en sous-ordre »,
M. le chevalier du Guer. Une rixe s'était élevée entre
les deux amants et la beauté avait été, au cours de la
querelle, défigurée de la manière la plus outrageante;
cet incident donna lieu à la confection de la pièce
ci-dessous :

« Aujourd'hui, 21 juillet 1772, nous, soussignés, médecins ordinaires consultants de la Faculté d'Amathonte, Paphos, Cythère et autres lieux, nous étant transportés chez la demoiselle Granville, une des prêtresses en titre de ces isles, pour constater l'état où l'a réduite un amant furieux et jaloux, de ce requis par ladite demoiselle, nous avons constaté ce qui suit :

« Ayant fait lever l'appareil mis sur sa face et sur sa gorge par M⁰ Recolin[1], chirurgien juré expert pour toutes les blessures d'amour, premier chirurgien de Vénus, notre reine et souveraine, nous avons trouvé :

« 1⁰ Que le visage céleste était dans un état méconnaissable et horriblement défiguré par des griffes infernales :

« 2⁰ Que le feu de ses yeux, qui lançaient des traits si sûrs, étaient noyés dans une humeur abondante et visqueuse ;

« 3⁰ Que les fossettes du menton et des joues, où les ris et les grâces se plaisaient à folâtrer, étaient absolument détruites et couvertes de sang caillé ;

« 4⁰ Que sa bouche, soif de la volupté ; que ses lèvres vermeilles, ci-devant mesure heureuse de ses charmes secrets, n'offraient en ce moment qu'une ouverture effroyable et délabrée ;

« Que les tétons si blancs, si bien arrondis, si fermes, étaient meurtris, flétris, ramollis et n'excitaient plus, par leur attouchement, qu'une sensation triste et désagréable ;

« Mais, après ce spectacle douloureux, ayant visité les autres parties du corps, nous avons observé avec une grande consolation, qu'au moyen de saignées légères et répétées, le calme était rétabli dans les régions inférieures ; que les fesses sphériques, rebondies, appétissantes, avaient aussi chacune leur petite cavité ou fossette, niches de l'Amour ; qu'elles pourraient suppléer aux fonctions des tétons, sauf le danger pour le profane d'être provoqué à une adoration erronée, mais dont la Nymphe nous a déclaré avoir horreur ; qu'au surplus, les cuisses douillettes et potelées étaient bien propres à ramener au vrai culte ; que le ventre un peu élevé, blanc, élastique, offrirait au regard un coup d'œil séduisant,

---

1. Le sieur Recolin, chirurgien de la Du Barry, passait pour très versé dans le traitement des maladies du sexe.

aux mains un tact doux et suave, à la bouche des baisers ravissans; que le taillis, chevelu, noir, épais, qui en ombrage la partie inférieure, contenait mille jeux en embuscade: que de nouvelles lèvres, une nouvelle sorte de langue suppléerait aux baisers à la florentine, à ces titillations délicieuses, à ce point voluptueuses qui font l'amusement des vieillards impuissans; qu'enfin, rien n'empêchait les mortels favorisés d'une foi vive et robuste, marchant droit et ferme dans les sentiers de la vertu, soutenus d'une grâce constante et efficace, de pénétrer jusqu'aux profondeurs du sanctuaire, et d'y faire tous les sacrifices, toutes les libations que leurs forces leur permettront.

« En foi de quoi, nous avons délivré le présent procès-verbal pour être répandu parmi les amateurs, pour annoncer que la Nymphe reprendra incessamment ses fonctions sur la chaise-longue, et souffrira les assauts multipliés qu'on voudra lui livrer (Signé) : Geilles de S. Léger, Soullier, de Choisi, Recolin.

Vu par nous, premier médecin de la grande Prêtresse et scellé de notre sceau de cire jaune et verte (Signé) : Bouru.

Voilà un certificat d'accident du travail, comme on n'a guère coutume d'en rencontrer. Mais, au siècle galant, on était habitué à ces « galanteries », et nul ne songeait à s'en montrer offusqué ou surpris.

Épigrammes et Anecdotes

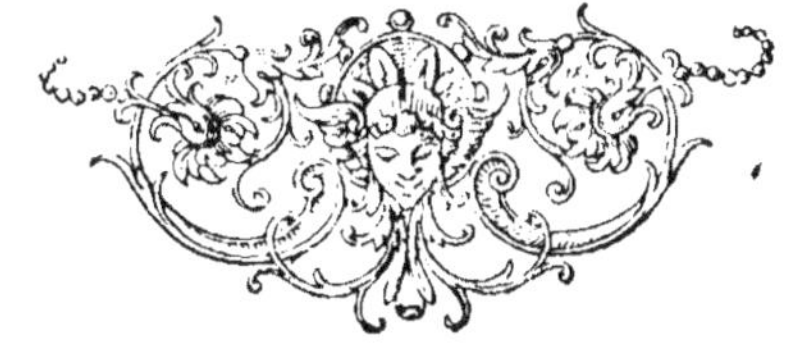

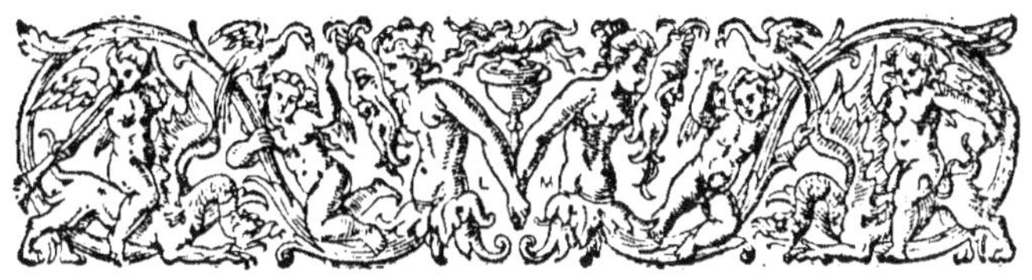

CHAPITRE V

Épigrammes et Anecdotes.

✠ ✠ ✠

LES QUATRE VOLEURS

A propos de la maladie et de la mort de Louis XV, on pourrait rappeler l'épigramme très médicale qu'on fit courir, à l'avènement de Louis XVI, sur les ministres disgraciés de Boynes, l'abbé Terray et le duc d'Aiguillon :

Amis, connaissez-vous l'enseigne ridicule
Qu'un peintre de saint Luc fait pour des parfumeurs ?
Il met dans un flacon, en forme de pilule,
Boynes, Maupeou, Terray, sous leurs propres couleurs ;
Il y joint d'Aiguillon, et puis il l'intitule :

Vinaigre des quatre voleurs.

✠ ✠ ✠

LES TROIS CARDINAUX THÉRAPEUTES

« La France est une malade que, depuis cent ans,

trois médecins de rouge vêtus ont successivement
traitée.

Le premier, RICHELIEU, l'a saignée,
Le second, MAZARIN, l'a purgée,
Le troisième, FEURY, l'a mise à la diète.

SANG-FROID PEU COMMUN

Le général hollandais, VAN GROTTEN, dans un com-
bat, ayant demandé du tabac à l'un de ses aides de
camp, et celui-ci étant emporté au même instant par
un boulet, se retourna avec le plus grand calme vers
un autre officier et lui dit : « C'est donc vous qui
me donnerez une prise. »

RÉPLIQUE DE HÉROS

En 1745, MAURICE, comte DE SAXE, affaibli par la
maladie, prit le commandement de l'armée dans les
Pays-Bas. « Comment, dans l'état de faiblesse où
vous êtes, pouvez-vous, lui dit-on, vous charger d'une
si grande entreprise? » — « Il ne s'agit pas de vivre,
il s'agit de partir, » répliqua le héros[1].

✠ ✠ ✠

COMPARAISON
OBSTÉTRICALE DE NINON DE LANCLOS

« Les femmes qui courent le monde, disait-elle, sont

1. *L'Improvisateur français*, t. I, p. 159.

comme les torrents qui changent souvent de lit et que les hasards grossissent dans leurs cours ».

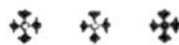

LES RÉPARTIES DE SOPHIE ARNOULD

La cantatrice de l'Opéra s'informait de la santé d'un riche fournisseur de sa connaissance. « — Il est allé prendre les eaux de Barèges, lui répondit-on. — Je le reconnais bien là, repartit-elle; il faut toujours qu'il prenne quelque chose. »

UN CÉLIBATAIRE IMPÉNITENT

Après la mort du roi de Suède, Gassion rentra en France, gagna avec Condé la bataille de Rocroy et mourut au siège de Lens, d'une balle dans la tête, laissant la réputation d'un brillant soldat et d'un homme de bien, d'autant de vertu que de courage.

Il n'avait jamais voulu se marier. Quand on lui en parlait, il répondait « qu'il ne faisait pas assez cas de la vie pour en faire part à quelqu'un ». C'est le mot d'un pessimiste, et ce n'est guère de son temps.

ARVÈDE BARINE.
(*La Jeunesse de la Grande Mademoiselle*).

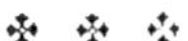

MARI SPIRITUEL ET ACCOMMODANT

Monsieur le comte de S..., amant déclaré de Madame d'A***, sollicitait avec chaleur le mari de

cette dame, alors ministre. « Il me faut absolument
une place, disait-il à l'homme d'Etat ». — « Je n'en
ai que deux qui puissent vous convenir, lui répondit
M. le comte d'A*** : celle de gouverneur de la Bastille,
ou celle de gouverneur des Invalides. Si je vous
donne la Bastille, le monde est bien malin, on dira
que je vous y ai fait mettre; si ce sont les Invalides,
on dira que c'est ma femme qui vous y envoie. »

✣ ✣ ✣

UN MOT DE MALHERBE

Une princesse de Condé, étant accouchée de deux
enfants morts, dans la prison où était enfermé son
mari, un conseiller du parlement de Provence
regrettait beaucoup la perte que l'Etat faisait de deux
princes du sang.

— « Eh ! monsieur, lui dit MALHERBE, consolez-vous,
vous ne manquerez jamais de maître. »

✣ ✣ ✣

PUNI PAR OÙ IL AVAIT PÉCHÉ

Le lieutenant général de BRANCHITSCH était un mili-
taire fort rude dans ses expressions et d'une gros-
sièreté légendaire avec les soldats, et même avec les
officiers. Pendant la dernière guerre, il reçut une
balle qui, en lui traversant les deux joues, lui enleva
une partie de la langue, ce qui fit dire avec quelque
raison qu'il était puni par où il avait péché si souvent.
Depuis cette blessure, le général de Branchitsch

parle comme s'il avait la bouche remplie de bouillie
et sa prononciation est devenue fort indistincte.

Souvenirs du Chevalier de Cussy.

UN BEAU ET BON CARACTÈRE

Le maréchal de KALCKREUTH s'était illustré par sa
belle défense de Dantzig contre le maréchal Lefebvre.
A cette époque, il écrivit, un jour, à un neveu de
son nom, qui avait refusé de le suivre à Dantzig :
« Vous avez bien fait de ne pas venir vous enfermer
ici avec moi. Il y fait chaud, et j'ai remarqué que le
feu est contraire à votre tempérament. »

Le vieux maréchal était encore galant et aimait
plaisanter au milieu des jeunes femmes, parmi lesquelles il semblait distinguer particulièrement la princesse de Partana et la comtesse de Bernstorff.

Le roi de Prusse, étant venu voir le maréchal de
Kalckreuth au cours de la maladie qui l'a enlevé,
lui exprima l'espérance que sa forte constitution le
tirerait d'affaire : « Plût au ciel, Sire, repartit le vieux
Kalckreuth, que le pays eût une constitution aussi
bonne que la mienne. »

Souvenirs du Ch de Cussy.*

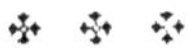

IN CAUDA VENENUM

Deux dames, dont l'une était généralement connue
par plusieurs mots à la fois heureux et piquants,

étaient fort liées avec M. de Pont de Veyle, homme très aimable, d'une société douce, et l'un de nos esprits les plus délicats.

Ces deux dames se disaient, en présence, les choses les plus aimables, s'écrivaient les plus jolis billets du monde, et, selon l'usage, se déchiraient en public, le tout à mots couverts. Vous voyez qu'elles étaient amies intimes.

Indépendamment de son attrait particulier pour M. de Pont de Veyle, l'une d'elles avait encore une affection non moins vive : elle aimait passionnément son chien : c'était le plus charmant petit caniche, pas plus gros que le poing, puis tant d'esprit, si caressant, partant si caressé !

Vert-Vert Raton, surnommé le cher ami, tomba malade ; on le mit à l'hospice de M. Lyonnais ; le hasard fit que M. de Pont de Veyle fut obligé, en même temps, de garder le lit pour une indisposition assez grave. La femme de chambre de la maîtresse du beau Raton allait régulièrement tous les jours savoir des nouvelles des deux malades ; et pour qu'elle revint plus vite, on lui donnait le carrosse de Mme la Marquise.

L'après-midi du troisième jour, les deux inséparables entendent de loin le bruit de la voiture ; elles prêtent l'oreille, la porte s'ouvre, la femme de chambre entre d'un air empressé, elles l'interrogent à la fois : « Eh bien ! mademoiselle, le cher ami ? le cher ami ? » — « Mieux, madame, mieux en vérité. » — « Le ciel en soit loué ! Vous l'entendez, ma chère ? » — « Mais, mademoiselle, êtes-vous bien sûre ? » — « Très sûre, madame, dès en rentrant, il m'a reconnue. » — « Il vous a reconnue, cela est un bon signe : était-il levé ? » — « Oh ! non, madame ; il était couché vis-à-vis du feu, sur un petit matelas. » — « Sur un petit matelas, vis-à-vis du feu !.. » La surprise, une sorte d'incertitude se peignent sur le visage des deux amies. — « Oui, madame ; il avait même sa tête appuyée sur ce coussin de satin bleu, que vous savez bien ; lorsque je suis partie, il a tourné la tête, puis il m'a fait des yeux, mais des yeux, cela faisait vraiment plaisir à voir. » — « Et il a souri ? » — « Souri ? Non, madame ; il a remué la queue. » — « Quoi ! Monsieur de Pont de Veyle ? »

Au surplus, mon aimable amie, ne vous affligez pas ; le ciel eut pitié de ces dames ; le beau Raton et M. de Pont de Veyle ne moururent point.

Souvenirs sur J.-J. Rousseau.

✣ ✣ ✣

MYSTIFICATRICE MYSTIFIÉE

Marie-Antoinette « cultivait » la mystification, mais sans grand succès. Avisant un jour une vieille dame, de noblesse provinciale, admise récemment à Versailles, elle s'approche d'elle, et, après diverses questions :

— « Avez-vous beaucoup d'enfants, madame ? » lui demanda-t-elle.

— « Je n'en ai qu'un », répondit avec douceur la vieille dame.

Un quart d'heure après, le hasard ayant encore rapproché la reine de son innocente victime, Sa Majesté lui demanda de nouveau avec intérèt combien elle avait d'enfants :

— « Madame, répliqua la provinciale, comme je n'ai pas accouché depuis que Votre Majesté m'a fait l'honneur de me le demander, je n'en ai toujours qu'un. »

Marie-Antoinette se le tint pour dit, paraît-il, et « fut corrigée »[1].

❖ ❖ ❖

UN HOMME D'ESPRIT DU XVIIIᵉ SIÈCLE
PONS (DE VERDUN)

On lui doit un distique très adapté à des circonstances récentes :

Inscription sur un drapeau.

Sur le champ de bataille, où l'honneur vous conduit,
La mort fuit qui la brave et cherche qui la fuit.

Mais ce n'est pas ce qui nous fournit l'occasion de parler de lui, bien que ces quelques lignes se rattachent aussi à la guerre par un fil très menu.

Après avoir cherché et trouvé dans quelques dictionnaires d'argot le mot « Boche », nous voulûmes voir, ne comptant guère l'y rencontrer, s'il n'était pas dans le dictionnaire de LITTRÉ, et là nous pûmes lire, à l'article « bobo », juste au-dessus de la place où Boche aurait pu se trouver, le quatrain suivant :

Dieu, que la médecine est belle !
Jugez-en par deux aperçus :
Les bobos sont au-dessous d'elle
Et les maux graves au-dessus.

1. ALBERT CIM. *Mystifications littéraires et théâtrales.*

On ne connaît de Pons (de Verdun que quelques
vers, reproduits parfois en tête de catalogues de bou-
quinistes :

> C'est elle... Dieu que je suis aise !
> Oui, c'est la bonne édition ;
> Voilà bien, page neuf et seize,
> Les deux fautes d'impression
> Qui ne sont pas dans la mauvaise.

Ce quatrain où la médecine est raillée avec tant de
finesse nous fit supposer que l'ouvrage devait renfer-
mer quelques traits intéressants, mis en bons vers.

LE PRODIGE

Un borgne, pressé par la soif, avale l'eau où trem-
pait son œil de verre : malaises, coliques et surtout
inquiétude. On mande l'apothicaire, qui regarde et
demeure étonné.

> Monsieur, lui dit le malade aux abois,
> Qu'avez-vous donc à tant rester en garde ?
> — Monsieur, depuis cinquante ans que j'en vois,
> C'est le premier, d'honneur, qui me regarde.

L'ACHETEUR DE LUNETTES

L'oculiste, après l'essai d'une série de verres, inter-
pelle le client qui n'y voit pas mieux. Il lui demande
enfin : savez-vous lire ?

> Je vous entends, répond Jean de Beauvais :
> Quand il s'agit de railler, vous en êtes ;
> Si je sais lire ! Et si je le savais,
> Viendrai-je donc acheter des lunettes ?

A UNE JOLIE FEMME QUI SE SERVAIT DE LUNETTES

N'eussiez-vous pas la vue aussi belle que nette,
De vous gronder encore on aurait le sujet :
Quand vers soi on a l'art d'attirer chaque objet,
On n'a pas besoin de lunettes?

EFFET DE L'AMOUR ET DU SEREIN

Depuis l'instant qu'à mon chapeau
L'amour attache sa cocarde,
Sous les fenêtres d'Ysabeau
Chaque soir je monte la garde.
Hier à lui peindre l'ardeur
De la flamme qui me consume,
J'ai cru gagner une faveur :
Hélas! je n'ai gagné qu'un rhume.

LA CONSULTATION

. . . .
Mon goût n'est pas si vif, j'ai les yeux moins perçants,
Moins subtils, et moins fins l'odorat et l'ouïe!
Chaque jour après mon repas,
Je sens mon estomac que je ne sentais pas;
Enfin, je ne vaux qu'un lorsque j'ai valu quatre.
Qu'est-ce que j'ai, docteur? — Ce que donne le temps
Qui par degrés nous mine avant de nous abattre :
Vous avez cinquante-six ans.

Dᵣ AUBERT (Bulletin du *Lyon Médical*).

✣ ✣ ✣

DUPUYTREN, SIMULATEUR

Sous la Restauration, plusieurs personnages étaient accusés de feindre une dévotion peu sincère, pour s'attirer les bonnes grâces de la cour. Un jour, assistant à la messe dans la chapelle du château, DUPUYTREN laissa tomber bruyamment son livre :

« Voilà M. DUPUYTREN qui perd ses *Heures*, fit la duchesse d'Angoulême. — Mais qui ne perd pas son temps », répondit le duc d'Havré.

LARYNGITE PATRIOTIQUE

NOURRIT, le grand artiste, chantait à l'Opéra la *Marseillaise* et la *Parisienne*, alternativement ; le public ne se lassait pas de les redemander. Nourrit y gagna une inflammation du larynx, qui le retint au lit pendant trois jours, et ce fut à cette occasion qu'il écrivit ces lignes spirituelles :

« Grâce aux sangsues, ventouses, cataplasmes, etc., la voix me revient : mais, pour la conserver, je crains bien d'être obligé de me brouiller avec la patrie »[1].

UN ASSAUT D'ESPRIT

M. le docteur MAUNOIR, assistant à un dîner du château de Coppet, en 1800, y fut témoin d'une de

---

1. Lettre du 22 septembre 1830 à M. Ed. P..., au Havre (QUICHERAT, *Ad. Nourrit*, t. III, p. 3).

ces brillantes joutes de la parole, dans lesquelles Mme
de Staël était vraiment admirable.

C'était M. de Cicé, archevêque de Bordeaux, qui
discutait avec elle; ce prélat, bien qu'il fût l'un des
hommes les plus spirituels de son temps, ne pouvait
résister à l'éloquence pleine de verve et d'entraîne-
ment de la châtelaine. Ce furent entre eux des éclairs
d'imagination, de bons mots, de génie même, dont les
convives étaient éblouis. Au dessert, M. Necker
entraîna le docteur Maunoir dans son cabinet, pour le
consulter sur des maux de jambes dont il souffrait
beaucoup; mais à peine ils y furent entrés, que
M. Necker, oubliant ses infirmités et ses douleurs,
s'écria :

— Ah! monsieur Maunoir, convenez que ma fille
est la femme la plus spirituelle qui existe, et que je
dois en être fier?

— Oui, sans doute, répondit le docteur, mais bon
gré mal gré on se sent mal à l'aise, quand elle vous
prodigue les trésors de son génie, de ne pouvoir la
rembourser qu'en si petite monnaie.

— Eh! qu'importe, dit M. Necker, elle fait crédit
de si bon cœur!

Magasin pittoresque, 1854.

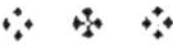

ANACHRONISMES ET QUIPROQUO

Le marquis de Turenne, général de l'Empire, des-
cendait de l'illustre maréchal de Louis XIV. Il en
avait le courage, le sang-froid, la loyauté, et il y
ajoutait, dit-on la naïveté des anciens preux. Un chroniqueur en révèle un piquant exemple.

Un soir, aux Tuileries, on annonce monseigneur de Roquelaure, et M. de Turenne voit paraître un prince de l'Eglise. — Monseigneur, lui dit-il en l'abordant, recevez mes compliments sur votre conversion. C'est un grand exemple, après une jeunesse aussi légère que la vôtre.

Le prélat se redresse et regarde le général. Il voit qu'il le prend sérieusement pour le duc de Roquelaure, son aïeul, qui amusa si fort le règne de Louis XIV.

— Et moi, monsieur de Turenne, lui répliqua-t-il avec un à-propos charmant, je vous félicite de votre guérison miraculeuse. Madame de Sévigné nous avait fait un conte, en prétendant que le boulet de Salzbach vous avait coupé en deux, emportant avec votre cœur le bras de ce pauvre Saint-Hilaire.

✠ ✠ ✠

DIPLOMATE, COMÉDIEN

Tout diplomate (mot rappelant le grec *diploos*, double) étant un comédien, selon les chroniqueurs, ceux-ci ont représenté M. de Metternich comme le premier comédien du monde. Ils ont rappelé le célèbre mot de Talleyrand.

M. de Metternich lui avait donné un rendez-vous, auquel il ne vint pas, ayant été pris de migraine, dit le secrétaire qui apporta ses excuses.

— Quel intérêt, demanda Talleyrand, le prince peut-il avoir à être pris de migraine?

M. Guizot va plus loin dans l'anecdote suivante.

Le prince de Metternich, dit-il, avait épousé en premières noces une princesse de Kaunitz, belle,

aimable, spirituelle, aussi distinguée par les char-
mantes et solides qualités de son caractère, que par les
avantages de sa naissance. Il eut le malheur de
perdre cette femme accomplie, qui mourut à la fleur
de l'âge. Prodiguant ses soins et ses veilles au chevet
de la malade, il assista à ses derniers moments. il fut
témoin de sa douloureuse agonie, il reçut les déchi-
rants adieux de cette infortunée, qui expirait au
milieu des plus cruelles souffrances, en demandant au
Ciel avec prières et avec désespoir de ne pas l'enlever si jeune à une vie si belle, à un époux si tendre,
à des enfants si aimés.

Malgré sa force d'âme, M. de Metternich manifesta
la plus violente et la plus profonde affliction. Ce coup
terrible semblait l'anéantir. Vainement vint-il chercher à se distraire dans un séjour à Paris. Il portait
partout un air sombre et paraissait insensible à tout
ce qui n'était pas son chagrin.

Des amis dévoués s'appliquaient à dissiper cette
humeur noire par d'habiles diversions, et désespé-
raient d'y réussir. Un soir, ils entraînèrent M. de
Metternich au théâtre de la Porte Saint-Martin. On
y jouait une pièce qui venait d'obtenir un immense
succès et qui attirait tout Paris : *Jocko, ou le Singe du
Brésil.* Un artiste, nommé Mazurier, était admirable
dans la peau du singe, et, après avoir fait rire le
public par ses grimaces et ses gambades, il le faisait
pleurer par la façon touchante dont il mimait la mort
du héros de la pièce, le singe Jocko, qui expirait au
dénoûment.

M. de Metternich assista donc à la représentation
de ce drame, et il en suivit toutes les péripéties avec
l'attention grave et immobile d'un diplomate affligé.

Le lendemain, se trouvant dans un salon du faubourg
Saint-Germain, où était réunie une nombreuse et brillante société, on parla de la soirée de la veille et de
la pièce à la mode. M. de Metternich en fit le plus
grand éloge dans une analyse très éloquente. Arrivant
à la scène du dénoûment, il retraça sous de vives
couleurs l'agonie de Jocko et le dramatique trépas de
l'intéressant animal, puis il conclut par ces mots :

— Jamais je n'ai été témoin d'une mort qui m'ait si
fortement impressionné.

Vous jugez si l'auditoire fut étonné d'entendre ce
singulier aveu échappé à l'homme en deuil, au veuf
mélancolique, qui avait vu mourir sa femme quelques
semaines auparavant!

Nous citons le fait sans le garantir; n'a-t-on pas
prêté à Metternich une foule de mots et d'actions
machiavéliques, — comme la fable a résumé dans
Hercule tous les exploits de l'antiquité.

Musée des familles, 1859.

DIPLOMATE MÉDISANT

Talleyrand disait de Châteaubriand : « Il se croit
sourd, depuis qu'il n'entend plus parler de lui. »

RÈGLEMENT DE MÉMOIRE, AVEC PRIX
DE MÉMOIRE

L'autre jour, une dame se fait annoncer chez un

médecin qui commence à entendre son nom retentir dans la célébrité. Elle entre :

« — Monsieur, — dit-elle, — vous ne me reconnaissez pas ?

» — Madame, avant de vous reconnaître, je voudrais savoir si je vous ai jamais connue ?

» — Certainement, monsieur ! je suis la veuve Silblequin...

» — La veuve Silblequin ?

» — Eh oui... de Montpellier !

» — Je n'ai pas été à Montpellier depuis l'époque de mes études, en 1832 !

» — C'est bien cela ! Vous ne vous rappelez donc pas la veuve Silblequin ?

» — Encore une fois, madame...

» — Chez qui vous mangiez... Une table d'hôte d'étudiants !

» — Alors, madame, veuillez m'expliquer... Je suis un peu pressé...

» — Je vois qu'à présent vous me reconnaissez... Ah ! j'en étais bien sûre ! je le disais à mes filles : Monsieur Charles... — car alors on vous appelait Charles... vous n'étiez pas encore docteur ! — monsieur Charles me reconnaîtra bien...

— » Encore une fois, madame...

— » Eh bien ! voici de quoi il s'agit. Vous êtes parti en vacances... et puis pour Paris... et... et... vous avez oublié de me solder 54 francs qui... que...

» — Moi, madame !

» — Oui, certainement... Vous aurez sûrement oublié... comme nous disions, mes filles et moi... M. Charles aura oublié... Elles ne vous ont pas connu, mes filles .. Agathe, l'aînée, n'a que vingt-quatre

ans... et il y en a vingt-six que vous avez quitté Montpellier... Je m'en souviens bien, car je me suis mariée
l'an d'après... Dans la vie de Paris, il est bien permis
d'oublier 54 francs restés dus à une table d'hôte... Il
y avait deux bouteilles de champagne... Agathe m'a
dit : Maman, puisque tu vas à Paris...

» — Très bien, madame... Veuillez me faire un
reçu... là... je vais vous donner vos 54 francs... Met-
tez, je vous prie, pour solde de tout compte...

» — Certainement, monsieur Charles... »

Pendant que la veuve Silblequin écrivait lentement,
péniblement, le célèbre médecin fouilla dans une
vieille armoire de son cabinet, et d'un fond tout pou-
dreux, attira plusieurs volumes, au milieu desquels il
fit un choix. C'était un petit livre relié en veau, à la
mode de 1830, les plats à racines, avec une inscription
en lettres dorées. On lisait au dos :

> « *Histoire de Théodose le Grand.* »

Ce volume trouvé, le docteur compta les 54 francs
à la veuve du Midi, et lui dit, après avoir lu le reçu :

« — Voilà votre argent, madame... nous sommes
quittes. Seulement, vous me permettrez d'y ajouter
un petit présent...

« — Quel présent donc, monsieur le docteur?

« — C'est un *prix de mémoire*, que je remportai
dans ma jeunesse, avant d'aller manger chez vous, il y
a vingt-six ans; je vous l'offre, vous le méritez mieux
que moi ! »

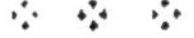

LEÇON DE PROPRETÉ

Dur avec les hommes, brutal avec les femmes, grossier dans ses goûts, le duc de NORFOLK n'aimait que les plaisirs bas, les sociétés vulgaires. Buveur et glouton, il avait, de plus, une réputation bien établie de malpropreté.

Un jour qu'il se plaignait à DUDLEY NORTH d'avoir essayé en vain de toutes les médications pour ses rhumatismes : « Permettez, Monsieur le duc, répondit North, avez-vous jamais essayé d'une chemise propre ? »

Mme Fitz-Herbert et George IV.

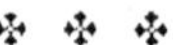

AVARICE SORDIDE

M. HOFMANN, qui a écrit un dictionnaire, était si avare qu'il ne voulait pas changer de chemise. Sa nièce, dans une maladie, veut le persuader d'en changer. Il n'y eut pas moyen. — « Eh bien », dit-elle, « cela sera beau : au jour de la résurrection, on aura des chemises blanches, et vous une sale ! » — « Eh bien ». dit-il, je ne veux pas ressusciter ».

Mémoires et Journal de H. de CATTE.

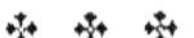

ELLES AIMAIENT TROP LE BAL !...

Mme de SAINT-JAMES, délicate, souffrante, ayant besoin de repos, était toujours en mouvement. Que de fois Mme ANCELOT lui répétait-elle ce vers :

Elle aimait trop le bal, c'est ce qui l'a tuée !

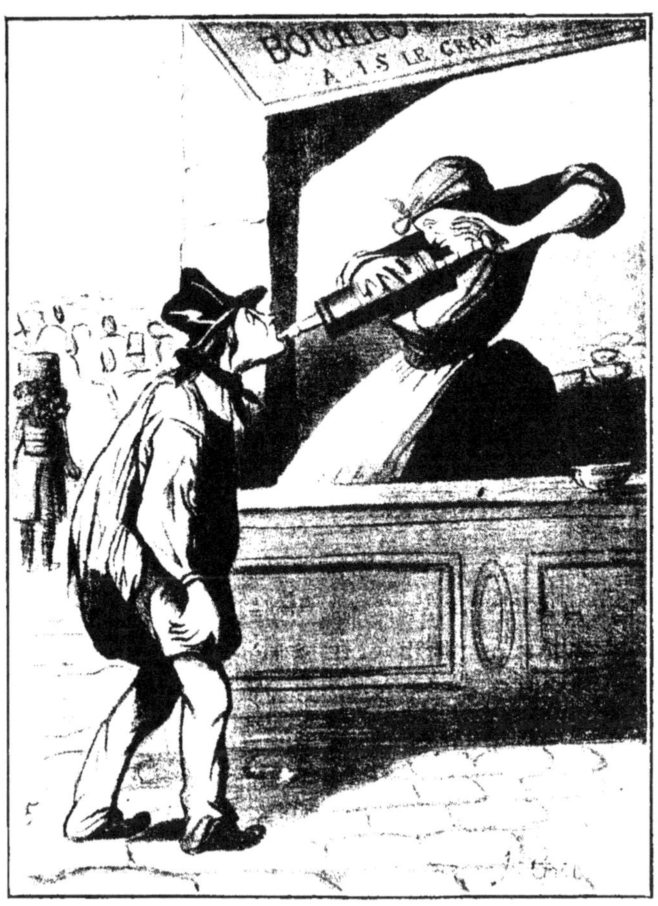

Fig. 37.

— Tant mieux, lui répondait-elle en riant, tant mieux; il faut mourir jolie, et pour cela il faut mourir jeune.

Déjà sa sœur, d'une beauté encore plus régulière, se mourait de la poitrine; elle avait un charme irrésistible et tous l'aimaient; mais, comme la baronne de Saint-James, rien ne pouvait l'arrêter dans sa course après le plaisir, et quand je lui donnais le conseil d'un peu de repos, madame de Saint-James disait tristement, avec son esprit aimable et piquant :

— Que voulez-vous, ma sœur et moi, nous devons mourir de la poitrine avant d'avoir trente ans, et nous sommes comme les soldats qui vont gaiement au feu, quoiqu'ils soient sûrs d'y être tués.

Mém. et Journ. de II. de Catte.

✦ ✦ ✦

SOCIALISME BIEN ENTENDU

Il y a soixante ans, un économiste philanthrope imagina un moyen peu banal de distribuer en vitesse aux prolétaires le bouillon démocratique et réconfortant, qui ne coûtait pas plus de cinq centimes la portion. Cette portion était réglée mathématiquement par un coup de clystère — et c'était au tour du suivant (fig. 37).

✦ ✦ ✦

LE CHLOROFORME « A LA REINE »

On avait voulu employer le chloroforme pour l'accouchement de la reine Victoria, mais l'archevêque de Cantorbéry avait fait l'objection, qu'il est dit d'Ève, dans la Bible : « Tu enfanteras avec douleur! » A quoi le prince ALBERT répondit : « Cela est vrai, mylord, mais la Bible dit aussi : « Tu gagneras ton pain à la sueur de ton front!; or il me semble qu'en cela, vous-même ne suivez pas la Parole de Dieu. »

Et l'archevêque eut le bec clos.

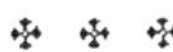

TRUC D'UN COLLECTIONNEUR D'AUTOGRAPHES

Les collectionneurs d'autographes sont d'astucieux chasseurs et d'avisés psychologues. Pour arracher quatre lignes à un homme connu, ils usent de trucs d'apaches.

Eudel nous en narra jadis un : « Monsieur, écrivit un matin à Charles NODIER un inconnu, je lis dans un journal que vous souffrez d'une maladie de cœur. Voulez-vous permettre à un de vos admirateurs de vous soumettre un remède infaillible? Un mot de vous et je vous l'envoie. »

Nodier touché, répond : « Merci mille fois, mais le journaliste qui me dit malade est un farceur. Je me porte à merveille. »

Le correspondant du romancier avait son autographe.

LES TRAQUENARDS DE L'ALBUM

La comtesse de X..., à l'une de ses soirées, pria M. de LESSEPS d'écrire quelques lignes sur son album.

La comtesse était jeune et très jolie.

M. de Lesseps se pencha vers son voisin et lui soumit un projet d'aphorisme qui commençait ainsi :

— Si les jolies femmes étaient des isthmes...

Le voisin, qui n'était autre qu'Alexandre Dumas fils, répondit simplement :

— Soyez continent !

✣ ✣ ✣

JOMARDERIE

On parlait des événements de Crimée, et du malheureux sort du brave général de Lavarande, qui, disait-on, avait eu la tête emportée par un boulet. La conversation, s'éloignant un peu de ce fait déplorable, roula sur ce mode de décapitation violente, et quelqu'un dit naïvement que c'était une mort fort douce, qu'en la subissant on ne s'apercevait de rien...

« — C'est vrai, — dit M. Jomard, — on ne s'en aperçoit que le lendemain matin... en voulant se faire la barbe ! »

✣ ✣ ✣

BLAGUE D'ATELIER

A propos de la mort de Couture, une anecdote courut à son sujet, il y a une trentaine d'années.

On sait que les deux péchés mignons de l'artiste étaient l'amour de l'argent et la vanité. Or, un jour, au moment où il mettait la dernière main à sa fameuse toile des *Romains de la décadence* :

« Je connais, lui dit un intime, admis aux mystères de son atelier, impénétrable pour les profanes, je connais un bourgeois qui donnerait bien mille écus pour voir ton tableau.

— Voir mon tableau, avant qu'il ne soit exposé! Jamais, fût-ce pour tout l'or du monde!

— Entre nous, je crois qu'il irait bien au double.

— Pas un mot de plus, ou je me fâche.

— Et pourtant, continue l'ami, je suis sûr qu'il ne reculerait pas devant dix mille francs.

— Dix mille francs! répète Couture, manifestement ébranlé... Et comment l'appelles-tu, ton bourgeois?

— Jacques ARAGO.

— Jacques Arago? mais il est aveugle.

Eh bien! c'est justement pour ça.

Farceur! reprit Couture avec une moue qui annonçait qu'il ne goûtait que médiocrement la plaisanterie. Et jusqu'au départ du visiteur, il ne desserra plus les dents.

FACÉTIE BOTANIQUE

V. HUGO, dans l'intimité, n'était pas toujours l'Olympien solennel qu'on se représente volontiers. Nul, mieux que lui, au contraire, ne savait descendre de son piédestal et faire preuve, auprès de ses convives, d'une bonhomie exquise et de la plus franche gaieté.

Comme, un soir, dans son salon de la rue de Clichy, où fréquentait l'élite du monde littéraire et artistique d'alors, une dame, qui venait d'annoncer son choix, pour emblème, de la violette, se plaignait, au cours de la réception, de vives douleurs à l'orteil, l'illustre poète, en riant, lui décocha ce quatrain facétieux :

> Mon illusion se dissipe,
> Je vois que vous me trompiez;
> Vous devez être une tulipe,
> Ayant des oignons à vos pieds!

✢ ✢ ✢

VIN SELON LA FORMULE... DE MÉRY

A la première représentation de *Lucrèce Borgia*, quelques confrères, appartenant au clan des classiques, protestaient bruyamment contre le vin de Syracuse, dont il est question au début de l'acte III : «... Ce vin est plus doux que le vin de lacryma-Christi, et plus ardent que le vin de Chypre; c'est du vin de Syracuse, messeigneurs! »

« Du vin de Syracuse! Qu'est-ce que c'est que cela? maugréait le critique de la *Quotidienne*. Qui a jamais entendu parler du vin de Syracuse?

— Mais moi, répartit MÉRY; et je gage que je vous en fais boire, et tout de suite! »

La gageure est tenue, et pendant que GÉRARD DE NERVAL, secrètement averti par MÉRY, court au café du théâtre, pour donner le mot au patron et au garçon, Méry rassemble quelques feuilletonnistes incrédules et les emmène à ce café.

« Garçon, une bouteille de vin de Syracuse! commanda-t-il gravement.

— « Voilà, monsieur, voilà! », répond le garçon, imperturbable.

Un instant après, sans remarquer le sourire narquois de Gérard de Nerval, l'aréopage absorbait, à la santé de Victor Hugo..., une bouteille de vin de grenache, fabriquée par un pharmacien du boulevard.

Les critiques classiques avaient perdu leur pari.

Albert CIM, Mystifications littéraires
et théâtrales.

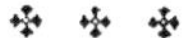

ÉPITAPHE ANTHUME

Pendant qu'on enregistrait la mort de M. Walckenaer, Sainte-Beuve publiait un charmant travail
sur cet érudit. La griffe de la critique y pointe sous le
velours de l'éloge.

Sainte-Beuve raconte que l'excellent mandarin
lettré avait la manie de toujours vouloir parler, et
qu'il s'en acquittait fort mal. Un jour, à je ne sais
quelle séance de l'Institut, M. Walckenaer venait de
prononcer un *speech*.

— C'est l'éloquence de Démosthène! dit un membre
à l'un de ses collègues.

— Avant les cailloux, répondit l'autre.

— Non, pendant les cailloux, répliqua le premier.

SUR LE ROMÉO DE BRUXELLES

Coppée disait de Boulanger : « La France s'est
éprise du général, comme une belle fille s'éprend d'un
jeune sous-lieutenant de hussards. »

Il ajoutait avec un soupir : « Il n'a pas su lui faire
un enfant. »

Leon Daudet, *Devant la douleur*.

Médecins mystificateurs
et Médecins mystifiés

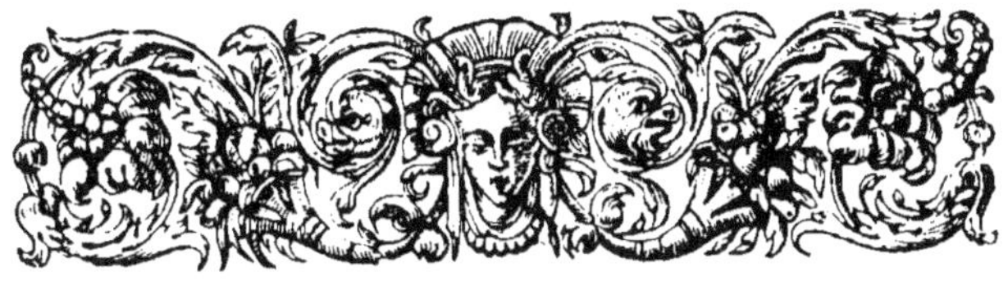

CHAPITRE VI

Médecins mystificateurs et médecins mystifiés.

✠ ✠ ✠

Ce n'est pas d'hier — nous ne vous l'apprenons pas — que date la mystification. En France, le pays classique de la raillerie, le berceau de la satire, elle prit naissance de bonne heure, et quand Rabelais inscrivait au frontispice de son *Gargantua* : « le rire est le propre de l'homme », il n'entendait pas seulement rire, mais faire rire aux dépens des simples, des crédules, de ceux qui essuient les railleries des autres, faute de pouvoir les railler eux-mêmes.

Il suffit de parcourir les fabliaux de nos ancêtres, leurs farces et leurs soties, pour se convaincre que la mystification n'est qu'une tradition qui se perpétue, une marque, si l'on peut dire, de notre génie national.

Encore, si nous comparions le présent au passé, conviendrions-nous, sans trop nous faire prier, que cette tradition s'est un peu perdue depuis quelques années, et que si l'art de la mystification a toujours des prosélytes, ils sont de plus en plus clairsemés de par le monde : leur verve s'est refroidie et nous n'oserons, en vérité, pas trop le déplorer.

Ce que nous regrettons, par exemple, c'est que la gaieté soit à peu près complètement bannie de notre existence, et n'étaient les médecins, qui semblent en détenir la mystérieuse recette, nous aurions quelque embarras à en retrouver les manifestations.

Il y a, parmi nous, des mystificateurs, mais il y a des mystifiés. Faisons connaître, d'abord, les exploits des premiers.

Une des plus anciennes mystifications qui ait pour héros un médecin, a pour auteur précisément RABELAIS, déjà nommé.

Contraint de sortir de Rome très mal équipé et sans un sol vaillant, Rabelais, pour se rendre à Paris commodément et bien nourri, s'avisa d'un stratagème qui aurait pu coûter cher à tout autre qu'à lui.

Arrivé dans une hôtellerie, à Lyon, il y demande une chambre écartée et un petit garçon qui sût lire et écrire ; il fit ensuite plusieurs petits paquets de la cendre qu'il trouva dans la cheminée ; puis, lorsque l'enfant lui eût apporté de l'encre et du papier, il lui fit écrire divers billets, portant l'un : « Poison pour le roi » ; l'autre : « Poison pour la reine » ; un troisième : « Poison pour Mgr le duc d'Orléans », etc. Il appliqua ensuite ces billets sur chaque paquet, et dit à l'enfant : « Mon ami, garde-toi de rien dire à personne de ce que je t'ai fait écrire, car il irait de ma vie et de la tienne. »

L'enfant n'eut, on le conçoit, rien de plus pressé que de rendre compte à sa mère de ce dont il avait été témoin, et la bonne femme n'eut point de cesse qu'elle n'eût dénoncé à la maréchaussée le nouvel hôte qui lui était arrivé.

Aussitôt mis au courant, le prévôt court à l'hôtel avec ses archers, procède à l'interrogatoire de Rabelais, qui fit des réponses assez embarrassées pour que le prévôt crût devoir se saisir du voyageur et de son bagage.

Rabelais est donc conduit sous bonne escorte à Paris. Parvenu dans cette ville, il se fait connaître : il demande à parler au roi, à qui il fait part de la ruse qu'il a employée, pour aller depuis Lyon jusqu'à Paris, bien nourri et bien monté, aux frais de Sa Majesté. Le roi, loin de se fâcher, rit, paraît-il, beaucoup de l'aventure, et toute la Cour s'amusa fort du stratagème qu'avait mis en œuvre le facétieux voyageur[1].

Ce n'est pas la seule plaisanterie que se soit permis le joyeux curé de Meudon. Il en est une autre restée légendaire, et que Béroalde de Verville n'a pas manqué de recueillir, dans son *Moyen de parvenir*.

Le cardinal du BELLAY était malade hypocondrie. Plusieurs grands médecins, ayant conféré à

---

1. C'est de là que serait venue, dit-on, l'expression « le quart d'heure de Rabelais », pour désigner la situation d'un homme qui, forcé de payer et n'ayant rien sur lui, s'ingénie à trouver le moyen de se tirer de ce mauvais pas.

ce sujet, déclarèrent qu'il fallait faire prendre à Monseigneur une décoction *apéritive*. Rabelais qui, en sa qualité de médecin en titre du cardinal, avait assisté à la conférence, laissa ces messieurs caqueter, et fit en toute hâte mettre, au milieu de la cour du château, un trépied sur un grand feu, et par-dessus un chaudron plein d'eau, où il plongea le plus de clefs qu'il put trouver; puis il se mit à remuer ces clefs de toutes ses forces avec un bâton.

Les docteurs, voyant cet appareil, demandèrent à Rabelais pourquoi il se donnait tant de mouvement : « J'accomplis votre ordonnance, Messieurs, leur dit-il, d'autant plus que rien n'est si apéritif (d'*aperire*, ouvrir) que les clefs, et si vous croyez que cela ne suffise pas, j'enverrai quérir à l'arsenal quelques pièces de canon. Ce sera pour la dernière ouverture. »

Rabelais, en jouant sur les mots, s'était joué de ses ignares confrères.

A l'époque où vivait Rabelais, il y avait quelque témérité à rire aux dépens de ceux qui disposaient de quelque influence en haut lieu et, pour de pareilles incartades, et même de beaucoup plus innocentes, on vous envoyait au bûcher ou à la potence.

Au siècle suivant, sous le plus absolu des monarques, on eu de tout autres licences; l'histoire suivante en est la plus convaincante des preuves.

Saint-Simon, qu'il faut toujours suivre comme guide pour pénétrer dans les coulisses du grand siècle, entre autres domestiques de feu son père, nous fait connaître le nom de deux d'entre eux qui conquirent un certain renom : l'un, pour son habileté dans la cure des anévrysmes ; l'autre, pour l'opération des descentes, autrement dit des hernies. Ce dernier, nommé ARNAUD, se signala dans une circonstance dont nous allons narrer, après le mémorialiste, les péripéties.

Un jour, se présente à la consultation de l'opérateur un jeune abbé, connu dans le monde pour ses bonnes fortunes. Il vient se plaindre d'une hernie, qui le gênait fort dans l'accomplissement de ses exploits amoureux, et solliciter du spécialiste un avis pour se débarrasser de cette gênante infirmité.

Celui-ci procède à l'examen du corps du délit, et prononce, après la vue des pièces, qu'il faut, sans plus tarder, pratiquer leur ablation.

Le petit-collet très effrayé, et ne s'attendant pas, en tout cas, à une opération aussi précipitée, essaie de parlementer, réclame un délai de quelques jours, de quelques heures, mais l'intraitable chirurgien ne veut rien entendre : il fait saisir l'infortuné par ses aides et, avec la hernie, il lui coupe... ce qu'il est superflu de plus clairement désigner : désormais, il ne restait à l'abbé que la ressource de s'enrôler parmi les chanteurs de la Sixtine.

La victime jure, tempête, menace de faire un éclat : « il voulait tuer Arnaud, qui s'en gara bien », écrit Saint-Simon.

Tout finit le mieux du monde : l'opéré guérit de son opération, et aussi de son penchant immodéré pour le sexe auquel il devait sa mère.

Sans doute aspira-t-il, dès ce moment, à la gloire d'Origène, qui fut, comme on sait, canonisé pour s'être privé lui-même de tous ses moyens, afin de gagner plus rapidement et plus sûrement le paradis.

Avouons que la mystification était tout de même un peu roide, et que notre confrère avait légèrement abusé de la situation.

Avant de quitter la cour du Roi-Soleil, faisons connaître une autre mystification, que le comte de Toulouse, fils de Louis XIV et de Mme de Montespan, infligea au marquis de GRAMONT.

Dans la nuit du 31 mars, pendant que le marquis dormait, tous ses habits, pourpoint, veste, chausses, furent décousus, rétrécis, puis recousus et remis exactement à leur place accoutumée. Le lendemain, en se levant, impossible à lui de se vêtir! Comme il s'étonnait, s'inquiétait et commençait à croire à quelque sortilège, entre un ami qui était dans la confidence : « O Ciel! marquis, comme vous voilà enflé! qu'avez-vous donc? » — « Je ne sais en vérité... mais le fait n'est pas niable, je suis dans l'impossibilité d'entrer dans les habits que je portais hier encore. » — « Je le vois, certes, bien! Vite, recouchez-vous, mon bon ami, et mandez un médecin en toute hâte!... »

Le médecin n'était pas loin : c'était le comte de Toulouse, qui guettait le moment favorable, déguisé sous le costume de Diafoirus. Il entre, tâte le pouls au prétendu malade, hoche la tête, demande une feuille de papier et rédige cette bouffonne ordonnance :

« *Accipe cisalia et dissue purpunctum* » : prends des ciseaux et découds ton pourpoint. Le marquis comprit qu'il avait été joué et faillit devenir malade de colère, après avoir été presque malade de peur.

On sent qu'on approche du siècle de l'esprit où la mystification féroce fera place sinon à la plaisanterie de bon goût, du moins à celle qui atteste des mœurs plus policées. Oyez comment on savait se venger, sous le règne du Bien-Aimé, des assiduités d'un galant auprès de sa belle.

Le comte de LAURAGUAIS, qui avait été le premier amant de Sophie Arnould, dont il avait eu trois enfants, commençait à être exaspéré par les soins trop assidus que prodiguait le prince d'Hénin à sa conquête. Il imagina de soumettre à la Faculté la proposition suivante :

« MM. de la Faculté sont priés de donner en bonne forme leur avis sur toutes les suites possibles de l'ennui sur le corps humain, et jusqu'à quel point la santé peut en être altérée. »

La Faculté répondit que l'ennui pouvait entraîner des troubles graves, à la longue le marasme et même la mort.

Muni de cet avis, Lauraguais charge un commissaire de porter plainte contre le prince d'Hénin, pour tentative d'homicide sur la demoiselle Arnould, qu'il ne quittait pas depuis cinq mois et plus.

L'autre histoire, non moins plaisante, est rapportée par une des « belles impures » du temps ce qui en rend peut-être l'authenticité suspecte ; mais il y a apparence que la narratrice a tout au plus exagéré le récit qui lui avait été fait.

« Mlle Fauconnier m'a raconté, disent les *Mémoires
de Rosalie Duthé*, que, dans une certaine circonstance,
un monsieur, vêtu de noir, accompagné d'un exempt,
se présente chez elle, et demande à lui parler en particulier. La vue de l'oiseau de mauvais augure qui est
à sa suite et dont le costume et la canne ne sont que
trop bien connus, inspire déjà une telle épouvante à
cette pauvre fille, qu'elle est hors d'état de ne rien
refuser, dans la crainte légitime que des méchants
ne lui aient suscité une mauvaise affaire.

« Elle passe donc dans une pièce reculée de son
appartement avec le monsieur vêtu de noir, qui
ferme les portes avec soin, puis qui, baissant la
voix :

— « Mademoiselle, dit-il, je suis désespéré de la
mission pénible que j'ai la charge de venir remplir
auprès de vous, par ordre exprès de monseigneur le
Lieutenant de police. »

« A ce début sinistre, Mlle Fauconnier est près de
se trouver mal; elle cherche de quel méfait elle se
sera rendue coupable, interroge sa conscience, se
trouble, pâlit et demande avec instance que son crime
lui soit reproché.

— « Mademoiselle, poursuit le monsieur vêtu de
noir, on vous accuse d'avoir singulièrement altéré la
santé d'un jeune homme de très haut rang, qui est venu
chez vous en plein *incognito* et que vous avez pris
pour un polisson sans conséquence. Ses illustres
parents se sont plaints; ils ont porté leur requête à
monseigneur le Lieutenant de police et ont demandé
que vous soyez enfermée aux Madelonnettes. »

« A cette révélation funeste, la malheureuse s'évanouit à moitié; cependant, forte de son innocence, elle

repousse la culpabilité prétendue, et offre la preuve
que le méfait n'existe pas.

— « Mademoiselle, monseigneur le Lieutenant de
police sait ce qu'il doit aux parents du jeune homme,
et rien ne l'empêchera de les satisfaire, si vous êtes
dans votre tort. Mais, d'une autre part, monseigneur
le Lieutenant de police est l'équité en personne, et, à
ce titre, ne vous condamnera pas si vous ne le méritez
point : en conséquence, il m'a donné la commission à
moi, Docteur en chirurgie de la Faculté de Montpellier, de venir vous trouver et, après vérification faite,
de lui adresser un rapport qui décidera le point : s'il
est favorable, on imposera silence aux accusateurs;
mais si j'en retire la conviction... l'exempt qui est
avec moi vous conduira... je souffre de vous le dire...
il vous conduira aux Madelonnettes. »

« Mlle Fauconnier, un peu rassurée depuis qu'il
dépendait d'elle-même que l'affaire tournât bien, ne
balança pas à inviter M. le Docteur en chirurgie de la
Faculté de Montpellier de procéder conformément à
la volonté de monseigneur le Lieutenant général de
police; mais lui, avec un sourire respectueux, qui
succéda à sa gravité première, prétendit qu'avant
qu'il pût instrumenter, il était un travail préliminaire
que Mlle Fauconnier devait faire par nécessité et qui
devait être fait avec décence : il tira de la trousse dont
il s'était muni un rasoir et des ciseaux, les remit à
l'inculpée, lui en indiqua l'usage, non sans rougir,
mais toujours au nom de monseigneur le Lieutenant
de police; et lorsque, subjuguée par son épouvante,
Mlle Fauconnier, après s'être retirée modestement
dans un coin, se fut mise à l'instar d'une petite fille,
quand elle eut fait table rase, le chirurgien procéda à

la visite sans rien omettre, puis dressa son procès-verbal, spécifiant l'état des lieux par mots techniques et sans circonlocutions. La chose faite et l'accusée ayant remis ses vêtements, il lui dit que l'usage était de payer un louis une telle visite et de donner dix francs à l'exempt. Mlle Fauconnier, trop heureuse d'en être quitte à si bon marché, car il lui fut assuré qu'on allait la proclamer la demoiselle sans tache de tout Paris, donna de grand cœur les dix écus, et on se sépara de bonne amitié. »

Eh ! bien, tout cela n'était qu'une abominable plaisanterie : la demoiselle reçut dans la journée la quittance de trente livres, que lui envoya le curé de sa paroisse, pour le versement qu'elle avait fait faire d'une pareille somme au bénéfice des pauvres ; et le procès-verbal de la vérification de ses charmes courut imprimé dans tout Paris, sans que l'on y eut omis le sacrifice préliminaire exigé d'elle.

Ce lui fut un rude coup : elle demeura plus de six mois sans oser se remontrer d'aucune façon, et il en résulta une perte incalculable en raison de cette vacance forcée. Elle aurait bien voulu porter plainte à son tour, mais elle apprit que le principal auteur de cette avanie était... le prince de Conty : dès lors, il fallut se taire[1].

On pourra s'étonner du rôle joué, en l'occurrence, par un médecin et un médecin d'une certaine situation, car on a tout lieu de présumer que ce fut GUÉRIN, le

1. *Vie privée du prince de Conty* (1717-1776), par G. CAPON et R. YVE-PLESSIS. Paris, Jean Schemit, 1907.

propre chirurgien du prince de Conty, qui se prêta au caprice de son maître. Le métier de chirurgien de prince avait alors ses charmes, mais le rôle de ce serviteur à gages était parfois des plus singuliers.

Guérin, dont il est question, était à la fois le médecin de confiance, l'ami, et, assure-t-on, le pourvoyeur du prince de Conty; et s'il n'est pas avéré que ce fut lui qui joua à Mlle Fauconnier le tour pendable que maintenant vous connaissez, il en était tout au moins fort capable.

Il n'était pas rare, d'ailleurs, en ce temps-là, que les médecins s'entremissent de besognes moins honorables que l'exercice de leur art. Il y en avait même qui avaient pour spécialité — cela n'existe-t-il pas encore de nos jours? — de recruter leur clientèle dans le monde de la galanterie, et ce contact presque permanent avec des demoiselles faisant commerce de leurs charmes n'était pas sans compromettre parfois leur dignité professionnelle. C'est à peine s'ils osaient élever une protestation, quand des plaisants les mettaient en cause.

Nous ne résistons pas au plaisir — et ce sera notre anecdote finale — d'en narrer une dernière, dont le célèbre Corvisart fut, à son corps défendant, le plastron. C'est le fameux peintre David qui en a rapporté la relation dans ses Souvenirs[1].

« Musson, (le célèbre chanteur Lays) se présente : il est aussitôt salué des épithètes les plus pompeuses : grand médecin, sauveur de l'humanité; c'est à qui le félicitera sur son immense talent d'inoculer le vaccin.

« Musson, qui devenait à l'instant même le person-

1. *Mémoires de David*, pp. 214 et suiv.

nage qu'il voulait représenter, apercevant Corvisart, entonne tout de suite une discussion médicale.

« Poussé dans ses derniers retranchements, et craignant de s'attaquer à un génie supérieur, ce dernier riposte faiblement, et n'attend que le moment de s'avouer vaincu.

« Musson profite de cet avantage, et avec une verbosité toujours croissante, complète la défaite de Corvisart.

« — Tenez, ajoute-t-il, mon cher monsieur Corbillard... »

« — Corvisart? soit, il y a identité de nom; et je m'embrouille... Enfin, cher monsieur Corbillard, vous êtes médecin de l'Empereur, c'est très bien; vous avez de la célébrité, c'est encore mieux; mais, tout médecin de province que je suis, j'avais à Orléans, pour clientelle (*sic*), feu le duc de L..., feu le marquis de C..., feu la baronne de S..., et Musson de lui citer tous les personnages célèbres enterrés dans ce département,

« — Cher monsieur Corbillard, ma renommée était telle, que si j'eusse continué à exercer dans le Loiret, j'aurais infailliblement été forcé d'avoir un cimetière à moi. »

Corvisart s'aperçut alors de la mystification; mais, en homme qui entendait la plaisanterie, il tendit la main à Musson, et prononçant le *dignus intrare*, lui confessa que, depuis longtemps, il avait ouï parler de son talent, mais qu'il n'eût jamais pu croire qu'il le portât aussi loin.

Quelques Excentriques

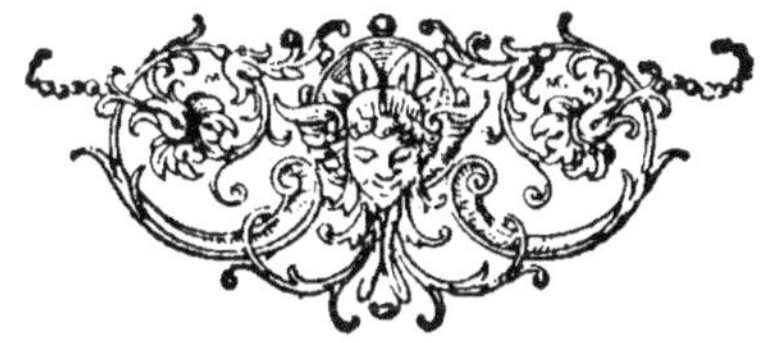

CHAPITRE VII

Quelques excentriques.

Iɴ ne faudrait rien moins que le crayon de Cruyskaëns ou de Goya, pour graver dans la mémoire de nos neveux pareille figure : ainsi s'exprime Roger de Beauvoir, avant d'entreprendre le portrait d'un « soupeur » de son temps, Monsieur ou, pour mieux dire, le baron de Saint-Cricq.

Ce monomane, dont les excentricités divertirent si fort la société de son temps, avait commencé par se singulariser, en laissant croître sa barbe : ne pas avoir le menton rasé en l'an de grâce 1829, passait pour une singularité! Encore s'en fût-il tenu là, nous n'aurions pas eu, pour si peu, à étudier son *cas*; mais hélas! il eut bien d'autres bizarreries à son actif.

En possession d'une assez jolie fortune, et d'un nom honoré autant qu'honorable, le baron de Saint-Cricq fit, pendant plusieurs années, le désespoir de sa famille et la joie des Parisiens. Il ne se plaisait pas seu-

lement à porter la barbe hirsute, un chapeau hors de
mode et usagé, d'où s'échappaient deux mèches, d'une
teinte indécise gris sale, s'il faut en nommer à tout
prix la couleur; mais, pour dissimuler une chemise
sans col, il se revêtait d'un double carrick à trois col-
lets, retenus par une énorme agrafe d'argent : c'est
dans ce costume qu'il fréquentait les milieux élégants,
tenant ses assises tantôt au café Tortoni, tantôt au
Café Anglais, que le pic des démolisseurs a, ces dernières années, jeté à bas.

Les soirs d'été, notre gentilhomme aimait s'asseoir
à la terrasse de Tortoni, pour y savourer des glaces,
mais il avait une manière à lui de les prendre. Il en
commandait deux : l'une à la vanille, l'autre à la
fraise; on les lui apportait; alors il se déchaussait,
gravement, puis il se versait la glace à la vanille dans
la botte droite, celle à la fraise dans la botte gauche.
Si, par distraction, il se trompait, il rappelait le garçon pour avoir deux autres glaces, et jusqu'à l'arrivée
du « serveur », il répétait, afin d'éviter une nouvelle
erreur : GLACE A LA VANILLE, *botte droite*; GLACE A LA
FRAISE, *botte gauche* !

Certain jour, il était au Café de Paris, attablé seul
et jouant du cure-dent avec frénésie. Il avait devant
lui un vaste saladier, rempli de mâche et de bette-
raves, qu'il retournait avec une ardeur fébrile. Tout à
coup, on le vit tirer de l'une de ses poches une large
tabatière; il en vida le contenu, de l'air le plus tran-
quille du monde, dans la salade, qu'il remua de nouveau, puis il se versa à boire un verre de Château-La-
roze.

Une autre fois, étant dans le même établissement, il demande une tasse de café noir et, après quelques secondes d'aparté, « tout ce qu'il faut pour écrire. » En présence des témoins ahuris de son acte extravagant, il répandit dans son breuvage l'encre, la poudre, les pains à cacheter, qu'on venait de lui apporter. On eut beaucoup de peine à lui persuader que son café s'était refroidi, pour avoir un prétexte à le lui changer.

Parfois, il lui arrivait d'assaisonner la salade avec son chocolat, en guise d'huile et de vinaigre, non sans manquer de mêler à chaque cuillerée une pincée de sel et une de poivre. Cette cuisine n'était pas sans surprendre les consommateurs ; encore la plupart, des habitués, ne s'en émouvaient plus ; quant au restaurateur, il avait toutes les indulgences, son client étant de ceux qui ne boudaient pas à s'acquitter, royalement du reste.

Comme il avait toutes les fantaisies, et que la plupart étaient assez coûteuses, on devine le parti qu'en pouvait tirer un commerçant avisé.

Quand Saint-Cricq se faisait, par exemple, servir des fraises au mois de janvier, des crêtes de coqs, entourées de tranches d'ananas ou de pissenlits, ou qu'il exigeait un filet aux olives et des beignets de pêches, on avait déjà quelque mal à satisfaire son caprice, mais il lui passait par la tête des idées bien autrement saugrenues.

Un soir où on lui avait servi, à dîner, un morceau de viande assez racorni, il se fit apporter l'huile d'olives. « C'est pour attendrir sa viande », pensa le gar-

çon ; mais ô stupeur ! il vit son client se déshabiller
et s'oindre successivement tous les membres, à la
manière des lutteurs antiques. « Il faut bien, s'écria
le maniaque, me préparer à attaquer un morceau d'une
telle résistance ! »

Roger de Beauvoir a conté une autre scène, dont il
fut le témoin et dont Saint-Cricq est encore le héros.

Celui-ci, étant au restaurant, réclame son pot de
cold-cream. Le garçon revient bientôt avec le cold-
cream demandé. Alors l'étrange convive ôta son chapeau et... se barbouilla littéralement le visage de
cette crème ; après quoi, il ouvrit sa tabatière et se
saupoudra la figure avec le tabac, comme il aurait fait
avec de la poudre de riz ! « Ce masque nouveau, écrit
le narrateur de la scène, lui donnait la plus grotesque
expression qui se pût voir : il ressemblait à l'un de
ces clowns au visage peinturluré, dont Boswell restera
le meilleur type. » Comme son voisin de table s'é-
tonnait qu'il eût recours à un pareil maquillage :
« C'est pour mes maux de tête, lui répondit Saint-
Cricq, de l'air le plus naturel ; n'y faites pas attention. J'y ajoute quelquefois du vin de Condrieux ou
de Canarie, pour raffermir les chairs. Mon docteur n'y
voit aucun mal... En usez-vous ? »

Ces excentricités, dans lesquelles entrait une bonne
part de mystification, avaient rendu le baron célèbre
dans tout Paris. En toutes circonstances, il conser-
vait pour la canaille un dédain qui trahissait ses goûts
aristocratiques : grand seigneur il était né, grand

seigneur il voulait rester. D'instinct, il haïssait la
foule et, nouveau Diogène, il se plaisait à l'injurier,
du haut du balcon formant l'angle du Café Anglais :
il avait lui-même baptisé ce coin, sa « tribune aux
harangues ».

En dehors du café, il avait deux arènes privilégiées :
le théâtre et la rue. Il partageait ses soirées entre le
Français et la Porte Saint-Martin, alors dirigée par
Harel et où jouait Frédérick-Lemaître. Installé seul
dans une loge, Saint-Cricq interpellait les acteurs,
sans souci des protestations des spectateurs. Ainsi
priait-il Frédérick, dans le rôle de Robert Macaire, de
lui rouler une cigarette ; puis, tout-à-coup, il lui lan-
çait à toute volée : « Comme il fait froid dans votre
boîte ! » Un froid de Sibérie régnait en effet dans la
salle : c'était en février ; les musiciens de l'orchestre
soufflaient dans leurs doigts ; que fit Saint-Cricq ? Il
sortit et revint bientôt suivi d'un garçon de café, sou-
tenant sur son plateau un punch monstre, qu'il
ordonna de faire circuler à l'orchestre, pendant que
les artistes poursuivaient leur rôle, comme si de rien
n'était. Les « réchauffés » lui firent une ovation.

Mais un soir, dans ce même théâtre, il donna lieu
à un véritable scandale : c'était à l'époque de la mort
mystérieuse du prince de Condé, trouvé pendu à une
espagnolette, à Saint-Leu, et que d'aucuns disaient
s'être suicidé, alors que d'autres tenaient pour l'assas-
sinat. Madame de Feuchères, qu'on accusait de ce

crime, venait de pénétrer dans une loge. M. de Saint-Cricq, qui était au balcon, s'écria en l'apercevant : « Elle a du sang sur sa robe! elle a tué le malheureux prince! » Devenu le point de mire de toute la salle, celle qui était interpellée aussi directement, prit l'unique parti qu'il y avait à prendre : elle s'évanouit! Quand elle eut repris ses sens, elle jugea prudent de s'esquiver, tandis que le baron ne paraissait pas autrement ému de l'esclandre qu'il avait provoqué.

Quand il n'opérait pas chez Harel, l'incorrigible plaisantin tenait ses assises chez Molière. Fervent abonné du Français, il n'en manquait pas une représentation. Quand on jouait du classique, il n'était pas auditeur plus attentif : il écoutait religieusement, sans donner d'autres marques d'excentricité qu'un enthousiasme peut-être excessif, ou des exclamations assez inattendues. De la stalle, durant la représentation, il interpellait l'artiste en scène : « Très bien, Michelot, j'irai te prendre à la sortie! » Mademoiselle Mars paraissait-elle : « Cette petite Mars, disait-il à voix haute, elle était pourtant la fille du vieux Monvel! Elle a reçu, en naissant, le nom d'Hippolyte; n'est-ce pas vrai, lui criait-il, que ton prénom, c'est Hippolyte? »

Différente était son attitude, si le nom de Scribe était sur l'affiche. Donnait-on la *Camaraderie* ou le *Verre d'eau*, le baron se faisait ouvrir la première loge de face qui fût vide et là s'étalait de façon que ses deux pieds prissent leur point d'appui sur le pour-

tour de la loge. Si le public protestait contre cette
inconvenance, il répondait que la littérature de
M. Scribe était au plus bonne pour ses bottes.

Etant au Français, un soir de première, il déchaîna
un effroyable tumulte. On jouait une pièce d'Empis,
qui devait être un jour de l'Académie, mais n'était
alors qu'aspirant-immortel.

Au début, tout se passa convenablement ; l'administration n'était cependant pas sans inquiétude, car
Saint-Cricq avait loué une loge d'avant-scène et un
coup de tête était toujours à craindre.

Vers la fin du troisième acte, on entend comme un
brouhaha dans la salle ; tous les yeux sont tournés
vers un monsieur dont le corps est penché hors de sa
loge, et qui, criant, gesticulant, prétend imposer
silence aux acteurs décontenancés. Au milieu du
bruit on perçoit ces mots : « Je veux parler, laissez-
moi parler ! » — A la porte ! qu'il parle ! — Les inter-
jections se croisent, parties des deux camps adverses.
Enfin... Saint-Cricq — vous l'aviez deviné ? — par-
vient à prononcer, à haute et intelligible voix, cette
phrase : « Je demande trente mille francs pour
l'auteur ! » — Mais pourquoi ? pourquoi ? » On
s'attend à une réclame pour quelque produit, à
moins que ce ne soit un compère qui continue la pièce
dans la salle. Mais Saint-Cricq s'explique : « Quand
il aura trente mille francs, cet auteur nous fera grâce
de ses mauvaises pièces. » Sur quoi, les uns partent
d'un éclat de rire, tandis que les clameurs se font
entendre plus fortes sur un autre point. La garde
survient, le baron doit aller s'expliquer au poste ;
il n'obtient sa liberté qu'à la condition qu'il ne
remettra pas les pieds au théâtre de toute la soirée. Il

s'y engage, mais cherche, dès ce moment, comment il se vengera de ceux qui ont réclamé son expulsion.

Ce soir-là il pleut à torrents, on patauge dans les flaques d'eau; il y a une station de fiacres sur la place du Palais-Royal. Saint-Cricq, que tous les cochers connaissent, s'adresse à l'un d'eux : « Il y a une noce à prendre au *Cadran Bleu*; vous et vos camarades, voulez-vous m'y accompagner? » Et, devant les automédons attentifs à son discours, il agite un beau billet de mille. L'argument est irrésistible, il produit l'effet attendu. Saint-Cricq rit dans sa barbe, à l'idée de la tête que vont faire les bourgeois et mesdames leurs épouses, cherchant vainement, à la sortie du spectacle, une voiture pour rentrer chez eux.

Le tour est joli, mais ce n'est pas tout à fait de la sorte que les choses se seraient passées, suivant un autre narrateur. Saint-Cricq aurait simplement parié que, par une soirée de pluie, il priverait de voitures tous les spectateurs sortant, sans équipage à eux, du Théâtre-Français. Il avait parié, de plus, que, le même soir, tous les soupeurs du Café de Paris ne boiraient pas une goutte d'eau.

Le soir convenu, tous les véhicules des stations situées aux alentours du théâtre étaient retenus. Cependant, à un signal, les fiacres vides s'ébranlaient, prenaient la direction du boulevard des Italiens et venaient, à la file, se ranger devant le café précité.

En tête du convoi, on remarquait un fiacre de couleur jaune, d'où l'on vit descendre triomphalement qui? Saint-Cricq ! Saint-Cricq en personne qui, se plaçant sur le seuil du café, frappa trois fois dans ses mains; au mot de *Partez!* les fiacres roulèrent avec un bruit de tonnerre, dans toutes les directions.

Mais le pari n'était gagné qu'à moitié. Attendez la suite.

Saint-Cricq pénétra dans le salon du Café de Paris, où étaient attablés une vingtaine de soupeurs. Tous avaient les yeux sur le joyeux compère, flairant quelque bon tour. Leur attente ne fut pas déçue. Saint-Cricq s'assit et demanda... une carafe d'eau ! Puis, il sortit un microscope portatif et, après avoir mis une goutte de liquide sur l'objectif : « Madame, dit-il, s'adressant à la dame du comptoir, il est impossible de boire cette eau... Voyez vous-même ! ». La dame risqua un œil et poussa un cri d'effroi ; chacun se précipita, pour voir les multiples animalcules qui s'agitaient dans le milieu aquatique. Ce soir-là, personne ne voulut d'eau et Saint-Cricq triompha sur toute la ligne.

Une de ses bonnes farces fut celle, fréquemment renouvelée depuis, de la baignoire.

Le baron se présente un jour aux Bains Chinois et demande qu'on lui apporte un bain à son domicile, à jour et heure déterminés ; il fait la même commande dans tous les établissements de bains qu'il rencontre sur sa route. Le moment venu, sans avoir prévenu aucun de ses domestiques, il s'enferme dans sa chambre et, tapi derrière une persienne, il attend.

La première baignoire apparaît dans la cour : « un bain pour M. de Saint-Cricq ! » Le concierge laisse monter ; une seconde suit. Le pipelet proteste qu'il y a équivoque, que Monsieur est servi, et il engage le porteur d'eau à se retirer. Mais en voici un troisième, suivi d'un quatrième, puis d'un cinquième...

Pour le coup, c'est un complot! La cour est pleine
de voitures, qui ont peine à manœuvrer dans un si
court espace. Les hommes s'injurient, en viennent aux
mains, tandis que le mystificateur se félicite, derrière
ses volets, du succès de son idée. Il convient d'ajouter que chacun reçut un dédommagement, et que tous
se retirèrent en bénissant l'auteur de la mystification.

Son mépris pour le peuple n'empêchait pas notre
baron de le faire bénéficier de ses générosités, mais il
n'aimait pas qu'on lui résistât et voulait toujours
avoir le dernier mot.

Un jour, il arrive de très bonne heure aux Bains
Chinois; il trouve son fidèle Mangin — le garçon
habitué à son service — épongeant déjà ses baignoires
et astiquant les cuivres avec zèle et énergie.

« — Quittez votre besogne, lui dit-il d'un ton
impérieux, et allez me chercher mon déjeuner. »

« — Que désire M. le baron? — Je veux vingt-cinq
rognons. — Vingt-cinq? — Pas un de plus, pas un de
moins; mais je les désire *crus*... Allez, je vous donne
une heure ».

Mangin revient au bout de trois quarts d'heure, suant
par tous les pores. Il a dévalisé tous les bouchers du
quartier et exhibe, avec un air non déguisé de satis-
faction, les vingt-cinq rognons. Saint-Cricq, prenant
alors une paire de ciseaux, divise les vingt-cinq rognons en une infinité de morceaux.

« A nous deux maintenant; tu vas prendre l'ouvrage de M. de Vaulabelle sur la bataille de Waterloo,
tu l'ouvriras à la page que je te désignerai. Attention,

Mangin ! nous rentrons à Mont-Saint-Jean, le 18 juin
1815 ; nous occupons en ce moment-ci les yeux de
l'Europe. Les ailes des deux armées s'étendent à
gauche des deux routes de Genappe et de Nivelles :
d'Erlon faisant face à Picton, Reille faisant face à
Hill... L'armée anglaise est en haut, la nôtre est en
bas. » Disant ainsi et s'échauffant à son propre récit,
Saint-Cricq continue, en poussant de la main une
colonne de rognons, qui flottent sur l'eau de son bain
comme autant de bouchons de liège. Sa voix s'anime,
il poursuit le cours de ses démonstrations stratégiques.

— « Sans la catastrophe du chemin d'Onain, sans
Marcognet balayé et Lobau pris en écharpe, nous
pouvions sortir de là ; mais patatras ! quel carnage !
Mangin, ma baignoire n'a plus de l'eau, mais du sang.
Courage, mes amis, courage, faites-vous tuer ou suivez Ney ! » Et Saint-Cricq, sur cet échiquier nouveau,
sans s'inquiéter des éclaboussures qu'il lance à Mangin, fait une charge sur les Prussiens et les Anglais.

Mangin déplore tant de rognons perdus ; au moins,
sera-t-il mieux à même, à l'avenir, de suivre les
explications du baron, quand celui-ci lui fera sa quotidienne leçon sur la bataille qui mit un terme aux
exploits de Napoléon. Son ignorance serait désormais
sans excuse.

Mais nous n'en avons pas fini avec les *exploits* de
M. de Saint-Cricq, ceux qu'il a commis et ceux, plus
nombreux peut-être, qu'on lui a prêtés — on ne prête
qu'aux riches —; nous en avons dit assez, toutefois,
pour camper le personnage.

On ne sera pas surpris, après ce qu'on vient de lire,

que Saint-Cricq ait fini par où il devait fatalement
finir: ses penchants excentriques se développèrent à
un tel point, qu'un membre de sa famille résolut de
faire enfermer le baron dans une maison de santé, une
maison commode, d'ailleurs, d'où l'on pouvait librement sortir.

Il y avait cependant des règlements à observer.
M. de Saint-Cricq ne pouvait plus, comme jadis, noc-
tambuler ; il lui fallut manger à heures fixes, et ces
contraintes n'allaient pas à son humeur vagabonde.

Habitué au grand air, à la vie libre, il s'étiola pro-
gressivement et, après deux ans de cette demi-sé-
questration, il prit congé de ce monde. « Ce jour-là,
dit un de ses biographes, un éclat de rire méphisto-
phélique courut Paris ; c'était son dernier adieu à une
société pour laquelle il avait toujours professé le dédain le plus absolu »[1].

Etait-ce un fou, dans le sens qu'à ce terme nous,
médecins, attachons ? N'était-ce pas, plutôt, un philosophe — et dans un philosophe, n'y a-t-il pas
toujours, ou presque toujours, un sage ?

Après les personnages de premier plan, les com-
parses. S'ils ne méritent pas une statue en pied, ni
même un buste, ils ont droit au moins à un médail-
lon ; ne le leur marchandons pas.

Pendant de longues années, on put voir, à la terrasse de Tortoni, attirant les regards par sa mise
étrange, un petit vieillard robuste, haut en couleur,

1. Cf. DE BEAUVOIR, *Les soupeurs de mon temps* ; YRIARTE, *Les
Célébrités de la rue* ; Lorédan LARCHEY, *Gens singuliers*, etc.

à barbe blanche très courte, accoutré d'étrange façon :
il portait de grands anneaux d'or aux oreilles, un
chapeau de toile cirée, comme en ont les matelots, un
col blanc rabattu sur une cravate à la Colin, passée
dans un anneau, un maillot à raies bleues; son pan-
talon, fond blanc à larges raies bleues verticales, était
enfermé dans des bottes à la Souvaroff, ornées de
glands. Deux fois par jour, le bizarre personnage,
les deux mains appuyées sur la pomme d'une grosse
canne, savourait le moka devant le perron de Tortoni.

On ne le connaissait que sous le nom de Léonard,
ou Léonard de la Tuilerie. Il avait été, racontait-on,
élève de Polytechnique, de 1812 à 1814, puis apothicaire à Paris, 5, rue Sainte-Anne, enfin trombone
dans la 10ᵉ légion de la garde nationale. Se reposait-il
de la pharmacie par la musique, ou jouait-il pour son
plaisir de cet instrument peu harmonieux? Toujours
est-il qu'il avait publié une *méthode préparatoire de
trombone*, dont il ne se montrait pas peu fier.

Vers 1850, Léonard imagina un nouveau mode de
jouer du trombone, qui n'était pas dépourvu d'originalité : il recommandait de se mettre, nu jusqu'à la
ceinture, dans une baignoire et, une fois dans l'eau
jusqu'au poitrail, de souffler énergiquement. Il prétendait que, par ce moyen, les ondes sonores du
liquide, beaucoup plus sensibles que celles de l'air,
enflaient le son et doublaient l'effet produit. Il voulut
faire ses expériences dans la Seine et on eut beaucoup
de peine à le détourner de ce projet. N'ayant pu
réussir à exécuter son solo de trombone en pleine
eau, il fit tirer et distribuer à profusion un prospectus,
énumérant toutes ses œuvres musicales. Le bureau de
vente était son domicile personnel.

Bientôt on afflua, pour voir de près un pareil original. « La porte était ouverte par un quidam, revêtu d'une longue robe noire, couverte d'étoiles et de soleils, et coiffé d'un immense chapeau pointu, illustré de constellations, tel qu'en portaient les magiciens en plein vent. Ce quidam était Léonard. Le désordre était au comble dans l'appartement. On s'asseyait partout sur des trombones : trombones à clefs, modèles de trombones en bois ; des paquets de musique encombraient les sièges. »

Comment lui était venue sa monomanie ? On a prétendu qu'il avait perdu, vers 1844, deux fils, qui avaient mystérieusement disparu au cours d'un voyage en Suisse : ils avaient été, disait-on, assassinés aux environs du Grimsel. Le professeur Chatin père, l'ancien directeur de l'École de Pharmacie, dont beaucoup ont conservé un peu aimable souvenir, avait remarqué, à ses excursions botaniques, les deux jeunes gens, qui étaient, disait-on, « arrière-petits-fils de Houël, le fondateur de l'ancien Collège de Pharmacie. »

Après la disparition de ses enfants, Léonard devint de plus en plus morose et s'adonna avec passion à son instrument favori. On présume qu'il est mort, — mort de chagrin — vers 1851.

Comme pharmacien, on doit à Léonard de la Tuilerie l'invention du *sel de Guindre*, purgatif qui eut son heure de vogue.

On nous permettra de réserver une place, si petite soit-elle, dans cette galerie d'excentriques, à quelques autres personnages de moindre envergure que les précédents et qui, à défaut de pinceau, valent bien un coup de crayon.

Nicolas CIRIER, qu'on a surnommé l'ennemi de Voltaire et... du baron Brisse, élevé dans le culte de Jeanne d'Arc, ne pardonnait pas au premier d'avoir écrit la *Pucelle*, et en voulait au second de ce qu'il encombrait les journaux de sa prose culinaire.

Mais c'est surtout le rictus sardonique de Voltaire qui mettait Nicolas Cirier hors de ses gonds.

C'est en l'honneur de celui-ci qu'il composa cette fameuse pancarte, de deux mètres de long sur un mètre de large, qui fit courir tout Paris dans les bureaux, d'ordinaire si calmes, du *Journal des Villes et des Campagnes*.

Au centre de la pancarte — un chef-d'œuvre de patience et d'ingéniosité — Cirier avait admirablement dessiné un orang-outang, qui avait les traits de Voltaire. Tout autour, il avait imprimé — il était ouvrier typographe de son métier — en caractères multicolores, toutes les invectives qu'il avait pu recueillir, dans ses lectures, contre celui qui voulait « écraser l'infâme. » Au bas de la pancarte, en grosses lettres, s'étalait cette devise, qu'on attribue à un voltairien de marque, Edmond Texier : *Son châtiment est d'être devenu le dieu des imbéciles.*

Cirier mourut, âgé de 80 ans, à l'imprimerie Noblet, alors rue Soufflot, et qui fut transportée plus tard rue Cujas, où nous l'avons jadis connue.

∿

Un autre type fut ce Pierre-Paul POULLALION, que tous les étudiants, de 1867 à 1870, ont pu approcher.

C'était, nous dit son historiographe, « un petit vieux,
qui portait des cheveux à la Garnier-Pagès et des lunettes, comme M. Darimon. Il ne marchait pas, il
tressautait, ou plutôt il s'avançait à cloche-pied...
Quelque temps qu'il fît, Poulalion n'allait jamais sans
son parapluie de cotonnade rouge et un immense car-
table. Le parapluie avait appartenu à sa seconde
femme, une gourgandine plus que mûre, qui courait
encore la pretentaine dans les villes du Midi. Le car-
table renfermait les œuvres du poète et la collection
de son journal ».

Car il avait *son* journal, le *Poète boiteux*, revue
littéraire, scientifique et lyrique, qu'il vendait lui-
même dans les caboulots de la rue Monsieur-le-Prince
et du boulevard Saint-Michel.

Poulalion rôdait de table en table et, comme les
aveugles, déposait une feuille sur chacune d'elles. Si
vous aviez le malheur d'entamer avec lui la conversation, vous aviez à la subir pendant trois ou
quatre heures et l'entretien se terminait invariable-
ment par un appel à la bourse : « Monsieur, le *Poète
boiteux*, c'est dix centimes, s'il vous plaît! »

Poulalion disparut, quand éclata la Commune. Les
fous pacifiques et doux durent céder la place aux fous
furieux et criminels. La société ne s'en porta pas
mieux, au contraire.

⌇⌇⌇

Pour terminer, silhouettons encore deux originaux,
qui ont fait moins parler d'eux, peut-être, que ceux
qui précèdent, bien qu'ils fussent, l'un et l'autre, plus
notoires.

L'auteur des tragédies de *Jane Grey* et de *Ninus II*

avait été lancé dans le monde par une grande dame
inconnue. Sorti à 12 ans de l'échoppe d'un tonnelier,
Charles Brifaut[1] fut élevé sur les genoux des du-
chesses du faubourg Saint-Germain. Il passa sa vie à
leur adresser madrigaux et poulets — et à leur montrer les pierres extraites de sa vessie par les chirurgiens. Il en avait, sur la cheminée, toute une collection, par ordre de date et de grosseur.

Il craignait tellement les courants d'air, que la première chose qu'il faisait, en entrant chez un ami, était
de prendre des pains à cacheter, de couper des bandes
de papier blanc et de les coller sur les joints des portes
et les trous des serrures; puis, il tirait un bonnet
fourré de sa poche, se l'enfonçait jusqu'aux oreilles et
se noyait dans une bergère, en allongeant les pieds
sur les chenêts.

Charles Brifaut devint membre de l'Académie
française.

Quant à l'autre excentrique que nous tenons à vous
présenter, le prince russe Pouτιακινε, c'est au chevalier de Cussy que nous devons d'avoir fait sa connaissance.

Le prince possédait, aux environs de Dresde, une
maison de campagne, qui était un assemblage de toutes les bizarreries : ainsi, au milieu des jardins, on
rencontrait de nombreuses cheminées, où l'on allu-
mait de grands feux en automne et dans les jours
trop frais du printemps.

Pendant la canicule, ce petit vieillard de 60 ans,

1. Cf. *Souvenirs d'un Académicien*, avec préface et notes du
Dʳ Cabanès. Albin Michel, éditeur.

qui en paraissait 75, portait, contre la dent des chiens
enragés, des bottes de fer-blanc et, contre le mauvais
air, des éponges humectées de vinaigre, dans son
jabot et sa cravate.

Ses gilets étaient composés de deux pièces absolument distinctes : le devant et le dos, réunis sur les
épaules et sur les côtés par des boutons. Il en portait
toujours quatre ou cinq, superposés ; de sorte que,
selon la température, grâce à son système de boutons,
il pouvait retirer ou ajouter un certain nombre de
gilets, sans avoir à quitter son habit.

Par la pluie, il marchait abrité sous un parapluie
« garni d'un bord d'un pied et demi, descendant ver-
ticalement jusqu'à hauteur des hanches et, sur le pour-
tour de cette cloison circulaire d'étoffe, étaient per-
cées de petites fenêtres. »

Mais l'invention dont il était le plus fier était l'appareil qu'il s'était fait installer, pour des « bains d'air
d'été. »

Au centre d'une grande pièce, était suspendue une
cage assez vaste pour contenir un sopha et une table.
Toutes les portes et les fenêtres de la pièce étaient
ouvertes ; leur élévation était calculée de telle sorte
que la cage les dominât de deux à trois pieds, afin
que celui qui s'y enfermait ne fût pas dans un courant
d'air !

Le prince se mettait tout nu dans cette cage ; et,
comme il était persuadé qu'on ne s'enrhumait que
par les articulations et par le front, il enduisait le
dessus des pieds, les genoux et les coudes, circulaire-
ment, ainsi que les poignets, et le front jusqu'à la
pointe du nez, d'une pommade qu'il saupoudrait
ensuite d'amidon.

A la ville, où il n'avait pas cette installation, pour « bains d'air en cage », il se contentait de faire, à une allure accélérée, les cent pas à travers ses appartements, bien aérés, en costume d'Adam.

A tout prendre, le prince Poutiakine n'était pas fou, pas même un demi-fou : c'était un précurseur !

Un peintre de Munich, Dieffenbach, devait, quelques années plus tard, reprendre et appliquer les idées du prince russe en matière d'hygiène. Convaincu que l'air et la lumière ne sauraient jamais être nuisibles à l'organisme humain, l'artiste avait imaginé de placer ses trois enfants, deux fils et une fille, qu'il avait affublés des noms symboliques de *Hélios*, *Lucidus* et *Stella*, de les placer, disons-nous, tout nus, dans une cage de verre, qu'il suspendait aux murs de son habitation, comme les pauvres gens suspendent à la fenêtre de leur logement une cage d'oiseaux. La police s'étant opposée à cette exhibition, Dieffenbach quitta sa ville natale et se rendit à Vienne (Autriche). Il établit, dans la banlieue de cette capitale, une colonie, qu'il baptisa l'*Hôtel du Ciel*, et qui se composait, en outre de ses enfants, de son ami et associé, M. de Sparra, du fils de celui-ci, qui répondait au nom d'*Homo*, tous vêtus d'oripeaux et accoutrements plus ou moins grotesques.

Pendant quelque temps, l'étrange colonie fut l'objet de la curiosité et de l'hilarité de ses visiteurs, jusqu'au jour où, pour échapper à la meute de ses créanciers, le novateur dut chercher une terre plus hospitalière.

Proverbes
et Dictons sur les médecins

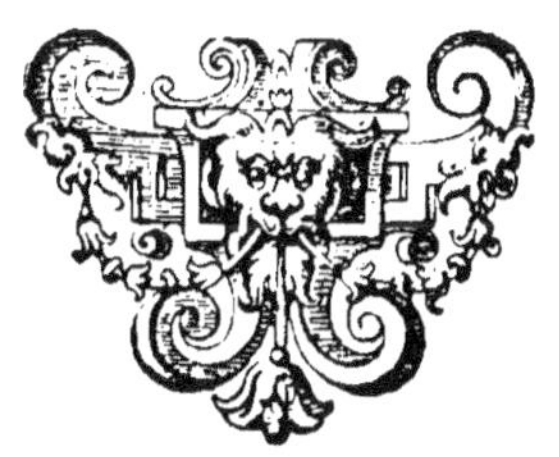

CHAPITRE VIII

Proverbes et Dictons sur les médecins.

✤ ✤ ✤

I. — UTILITÉ, DEVOIRS, ROLE

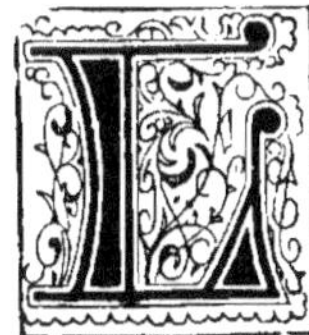'ÉCRITURE commande d'honorer trois sortes de personnes : votre père, le roi et le médecin. Saint Paul précise :

Honora Medicum propter necessitatem.

Respecte le médecin, parce que tu peux en avoir besoin.

On donne encore au précepte de l'Évangéliste cette interprétation plaisante : « Paye les honoraires du Médecin, parce qu'il en a besoin. »

Ce conseil égoïste s'adresse à ceux qui se rient de la médecine, en bonne santé.

L'on peste de tout temps contre le Médecin ;
Tant que mourra le monde, on en aura besoin.

C'est surtout au sujet de la médecine qu'il ne faut pas dire :

Fontaine, je ne boirai pas de ton eau.

Allusion à un ivrogne, qui avait juré de ne jamais boire d'eau, et qui se noya dans un bassin.

N'habite pas là où l'on manque de temple, d'école, d'astrologue ou de Médecin, dit une sentence indienne.

La boutique du Médecin est aux champs et à la ville (xvi⁰ siècle). — Il est toujours par monts et par vaux.

Le Médecin n'a point de repos, s'il n'est à cheval (xvi⁰ siècle). — Il ne repose que sur sa selle, car chez lui, il est dérangé jour et nuit.

On voit plus de vieux ivrognes que de vieux Médecins. — Les fatigues physiques et psychiques usent plus vite que les excès alcooliques. Dans les tables de longévité, les Médecins sont au bas de l'échelle; et par contre, les ecclésiastiques — les Médecins de l'âme — tiennent la tête.

Geistliche reinigen das gewissen aerzte den leib juristen den beutel : les Médecins purgent le corps ; les théologiens, la conscience ; et les gens de loi, la bourse.

Le Médecin est le ménétrier du corps et de l'âme. — Il agit sur le physique et sur le moral. Au xve siècle, on disait : *la présence d'un Médecin profite beaucoup.* Son rôle est de guérir quelquefois, soulager souvent et consoler toujours.

Le Médecin cherche du travail et prie le bon Dieu de ne pas en trouver. — En effet, comme l'a remarqué Amédée LATOUR, le médecin vit des malades ; or, toute sa vie, il fait tout ce qu'il peut pour qu'il y ait le moins de malades possible.

Le Médecin est la fourmy, disait-on déjà au xve siècle. Rien de changé depuis ; il n'est pas de profession qui exige un labeur plus continu et le Médecin peut répéter. avec Condé, dans la *Conjuration d'Amboise,* de Louis BOUILHET :

Messieurs, dans ma famille, on a cela de beau,
Qu'on ne croise les bras qu'au fond de son tombeau.

Le Médecin est pauvre et riche. — Il gagne peu et fait beaucoup de bien. Par ses concessions aux

sociétés philanthropiques, par ses soins aux indigents,
étant donné ses modiques ressources, on peut dire
qu'il dépense plus en aumônes que le plus généreux
des millionnaires.

L'aphorisme d'Hippocrate : *Ars longa, vita brevis*[1],
est toujours d'actualité.

Un grand Médecin ne fait point le pot bouillir. —
C'est un peu changé de nos jours ; un peu seulement,
car combien de praticiens fort occupés — nous ne par-
lons pas des chirurgiens — n'arrivent qu'à joindre les
deux bouts. Quant à la majorité du corps médical, elle
végète. La médecine est au régime végétarien, dirait
Calino :

> Mourir de fatigue ou de faim,
> Tel est le sort du Médecin.

Il en est même qui meurent des deux façons à la
fois.

Si le Médecin ne demeure riche, ça esté une beste.
— La bêtise humaine est une vache à lait inépuisable
et le médecin peu scrupuleux s'enrichit en l'exploi-
tant sur une large échelle.

---

1. Le malicieux amant de la belle Laure de Noves, Pétrarque,
ajoutait : *Vitam medici dum brevem dixerunt, brevissimam
effecerunt.*

Bon mire est qui sait guérir. — On demande, avant tout, que le Médecin guérisse, — *ante omnia curet,* — et le public, simpliste et ignorant, juge l'homme de l'art par le résultat : le malade a guéri, donc le médecin est bon. Ce qui n'empêcha pas Trousseau de perdre sa fille de la fièvre typhoïde et de rester le Médecin par excellence.

Le Médecin n'est pas le bon Dieu. — Il ne peut toujours guérir, puisqu'il faut finir par la fin.

Le Médecin n'est pas louis d'or. — Il ne plaît pas à tout le monde, quoi qu'il fasse.

L'homme qui est au pouvoir doit imiter les Médecins, et ne pas appliquer les mêmes remèdes à tous. (Proverbe arabe).

Il n'y a qu'aux Médecins qu'il est permis de tirer la langue. — C'est un acte que réprouve l'urbanité et auquel les Médecins peuvent avoir recours pour éclairer leur lanterne, la langue étant le miroir de l'estomac. Les Espagnols disent : *Me rigagno los dens commo a un Medici* (Montre-moi les dents, comme à un Médecin).

Medicus enim nihil aliud est quam animi conso-

latio. — Cet axiome, que Pétrone place dans la bouche d'un fou[1], est fort sensé.

~~~

Si le Médecin ne peut sauver le corps, il lui faut sauver l'âme. — C'est-à-dire consoler.

~~~

Après le Médecin, il y a le miracle. Proverbe très répandu dans la sainte Russie. Le médecin ne doit jamais condamner un malade; il s'expose à des surprises assez fréquentes, et qui peuvent nuire à sa clairvoyance.

~~~

A good surgeon must have an eagles eye, a lions heart, and a lady' s hand (Un bon chirurgien doit avoir un œil d'aigle, un cœur de lion et une main de femme), disent les fils d'Albion.

~~~

Il y a grande distance du pouls au cul. — Pensée triviale, mais expressive, émise par les Espagnols du XVIIe siècle, pour établir la prééminence des médecins sur les apothicaires[2]. Cependant, autrefois, toutes les

---

1. *Satyricon,* ch. XLII.

« Chrysanthe, dit ce clairvoyant, s'en est allé parce qu'il a eu un trop grand nombre de médecins; ou plutôt il a succombé à son mauvais destin, *car un médecin ne peut que soulager l'esprit.* »

2. Quesnay a cherché, inutilement d'ailleurs, à séparer les chirurgiens des barbiers, que les médecins regardaient comme de vils

thèses médicales étaient placées sous l'invocation de saint Luc, patron des médecins, dont l'anagramme est en contradiction avec ce dicton et rappelle la doctrine des signatures.

artisans et confondaient dans le même mépris. Le sarcastique Guy Patin les qualifiait de « laquais bottés, méchants coquins. »

II. — COSTUME, MŒURS, COUTUMES

La robe ne fait pas le Médecin. — C'est le savoir.

La barbe fait plus de la moitié d'un Médecin. — Remarque de Toinette à Argan, qui espère prendre ses degrés : « Quand il n'y aurait que votre barbe, dit la servante, c'est déjà beaucoup et la barbe fait plus de la moitié du médecin. » Au XVIIe siècle, les médecins portaient la barbe et le bonnet pointu des astrologues ; depuis longtemps, on le sait, l'astrologie jouait un rôle important en médecine et sur la destinée de l'homme, qui était soumis aux astres et aux nombres.

Du temps de Mauriceau, des gens disaient, assure le célèbre accoucheur, qu' « un chirurgien qui veut pratiquer les accouchements doit estre malpropre ou fort négligé, ou se faisant venir une longue barbe sale, pour ne pas donner jalousie aux maris des femmes qui l'envoient quérir pour les secourir. »

Se promener en housse. — C'est-à-dire à cheval. Allusion aux médecins qui, avant d'aller en voiture

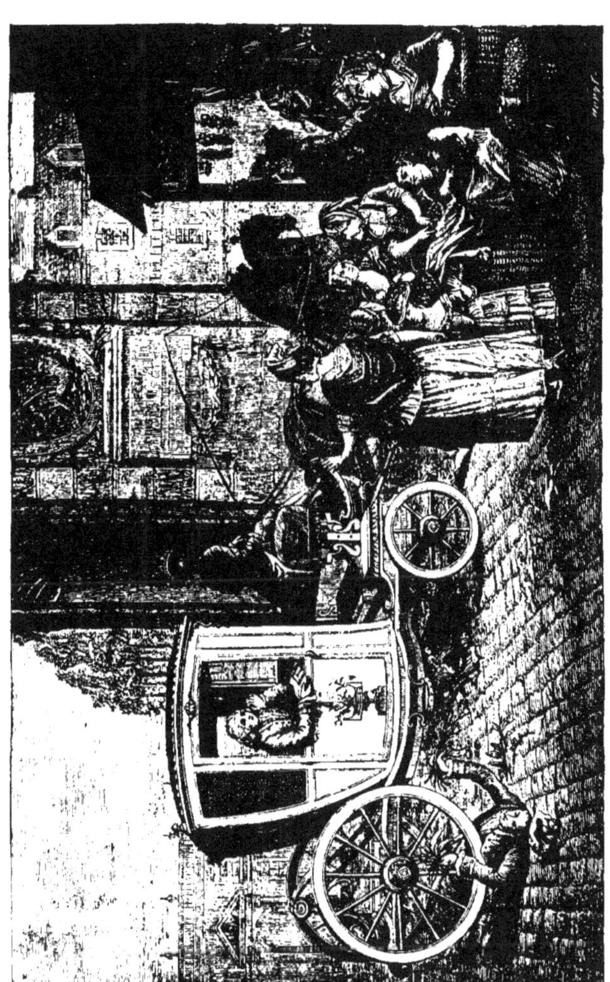

Fig. 38.

Le médecin à la mode, Trossein, écrasant ses rivaux.

(fig. 38, 39), se rendaient chez leurs malades, sur une
mule ou sur un cheval, recouverts d'une housse. Dans

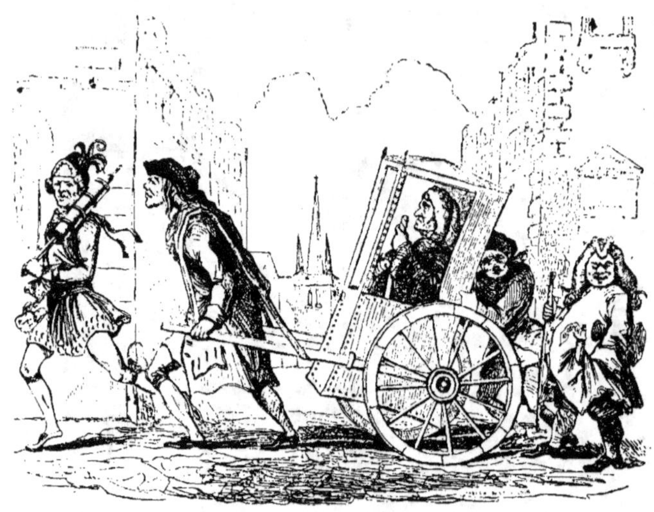

Fig. 39¹.

l'*Amour médecin* (1665), Tomès se félicite de sa mule
et Desfonandrès de son cheval.

1. Cette caricature contre les médecins français, tirée du *Magasin
pittoresque*, a été peinte par Brandoin, gravée par Caldwel, et
publiée à Londres en 1771. Un médecin opulent et corpulent est
roulé en brouette par deux pauvres hères. Un apothicaire, non
moins riche en santé, le suit à pied en riant de lui-même, à peu
près comme à Rome un augure riait en regardant un augure; une
fiole sort de sa poche, avec cette inscription : *anodyne*. Enfin, un
garçon apothicaire, fort laid de visage et habillé en coureur, précède et ouvre un passage au cortège.

Boileau rappelle cette coutume dans deux passages de ses *Satires* :

Guénault, sur son cheval, en passant m'éclabousse.

. . . .

Courir chez un malade, un assassin[1] en housse.

Vont encore à cheval de rares médecins de campagne : la voiture, le vélo ou l'auto sont aujourd'hui les véhicules ordinaires; au xviiie siècle, c'était parfois un carrosse.

1. Cette épithèthe est familière à Boileau, pour désigner Claude PERRAULT.

III. — DIFFICULTÉS DE LA PROFESSION

Il est plus facile médiciner que curer (xvi⁰ siècle).

∿∿

Si trova la medicina, ma il medico non si trova.
(On trouve la médecine, mais il ne se trouve pas de
médecin).

∿∿

La critique est aisée et l'art est difficile. — Ce vers
de DESTOUCHES, devenu proverbial, trouve trop souvent son application en médecine.

Tout le monde a son remède et critique volontiers
celui du docteur; il n'est pas de profession plus
commune que la nôtre.

Ce ne sont pas les préceptes qui manquent, pour
rappeler à l'ordre les nombreux délinquants : *Ne sutor
ultra crepidam* (Que le cordonnier ne regarde pas
au-dessus de la chaussure); *Quam quisque norit
artem, in hac se exerceat,* dit CICÉRON (Pour connaître son art, qu'on s'exerce dans sa pratique); enfin
FLORIAN, — et non pas La Fontaine — a poétisé
cette pensée dans sa fable : *Le Vacher et le Garde-
chasse :*

> . . . . Chacun son métier,
> Les vaches seront bien gardées.

Quand Hippocrate écrit, il n'écrit pas de musique. — S'applique encore aux médecins de salons ou de loges de concierges.

IV. — QUALITÉS NÉCESSAIRES

Il n'y a Chirurgien si habile qui juge de la plaie au premier appareil. — Pas de précipitation dans la recherche et l'énoncé du diagnostic.

~~~

Le Médecin ne croit que ce qu'il voit. — Il ne s'en rapportera qu'à son jugement et se conduira en juge d'instruction dans ses enquêtes.

Saint Thomas doit être le patron des Médecins : il faut être sceptique, en pensée, et aseptique, en pansement.

Suivons le précepte espagnol :

> *La ciencia es locura,*
> *Si buen senso no la cura.*

> La science n'est que folie,
> Si le bon sens ne s'y associe.

~~~

Méditons ces aphorismes étrangers sur la patience :
Pazienza passa scienza (Patience passe science).

> *Con la pazienza*
> *S'acquista scienza*

(Patience mène à science). — *Patience brings all things about* (Patience vient à bout de tout). — *Patience is a plaister fort all sores* (Patience est un onguent bon pour toutes les plaies). Conseils dont beaucoup de chirurgiens, trop pressés, devraient bien faire leur profit.

Conclusion : les trois vertus théologales du Médecin sont : *Science, Patience* et *Conscience.*

V. — AVANTAGES DE L'EXPÉRIENCE

L'usage expose mieux l'Hippocrate que ne font mille gloses et textes. — Ce vieil adage est devenu, sous une forme plus concise : *Expérience passe science.* — *Expérience est mère de science.* — *L'expérience est la clef de la science, comme la crédulité est la porte de l'erreur.* Cicéron a exprimé la même pensée : *Usus frequens omnium magistrorum præcepta superat.* (Les leçons de l'expérience sont préférables aux préceptes de tous les maîtres).

Autres sentences qui célèbrent les bienfaits et les avantages de l'expérience :

Il faut avoir jeune Chirurgien, vieux Médecin et riche[1] Apothicaire. — Pour obtenir la sûreté de la main, chez le premier; l'expérience, chez le deuxième, et une garantie sur la qualité des médicaments chez le troisième. Répétition de ces maximes rimées du XVIe siècle :

> Jeune barbier, viel médecin
> S'ils sont autres ne val pas un brin,

Ou bien

> Viel médecin et jeune barbier
> Sont à louer et apprécier.

1. Les Espagnols veulent un jeune Chirurgien, un vieux Médecin et un Pharmacien boiteux, parce qu'il est plus assidu dans son officine.

Un proverbe espagnol donne à la même idée une forme plus irrévérencieuse : *Un asno viejo sabe mas que un potro* (Un viel âne en sait plus qu'un ânon).

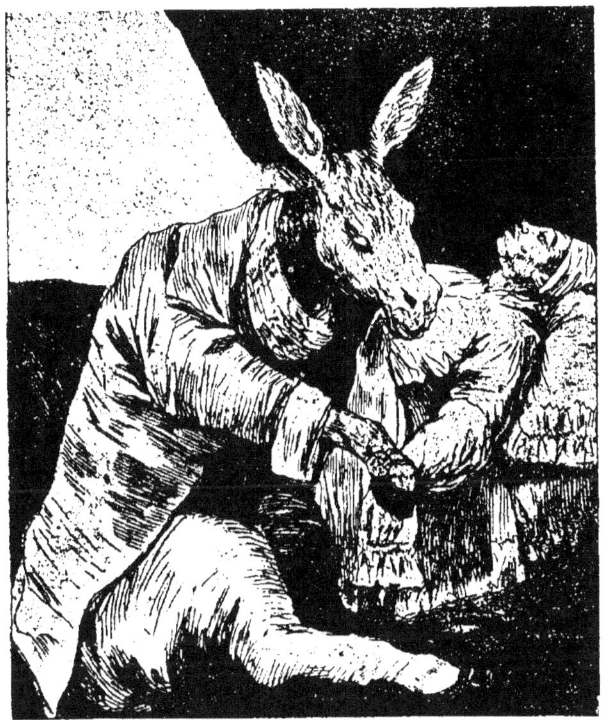

Fig. 40. — *De quel mal morira.*
(Tirée de l'*Art du rire*, d'Arsène ALEXANDRE).

Sotte et commune assimilation d'un Médecin à un âne (fig. 40), et à laquelle des artistes de valeur, tels que GOYA, ont donné la consécration de leur talent.

Complétons la série applicable à l'expérience.

Medice, cura te ipsum (Médecin, guéris-toi toi-
même.) — Autrement dit : « Médecin, si tu veux ins-
pirer confiance, commence par te guérir quand tu es
malade, » C'est le conseil que Sulpicius Servius Rufus

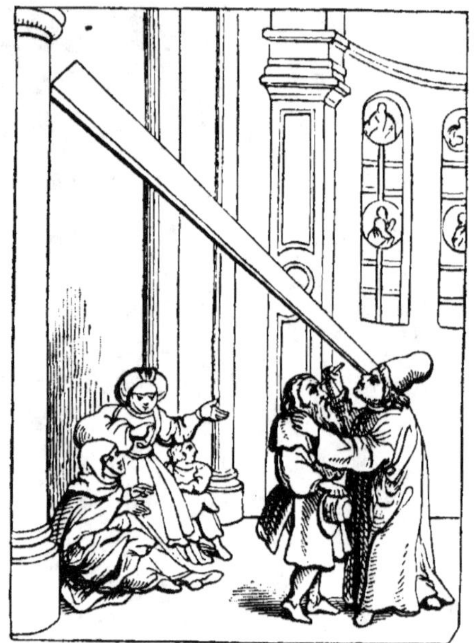

Fig. 41.
(D'après Th. Wright, *Hist. de la Caricature*).

adresse à Cicéron : « N'imite pas les mauvais Médecins qui, en soignant les autres, se vantent de posséder toute la science médicale et ne peuvent se guérir
eux-mêmes. »

Un apologue à l'appui : le poète Scheichi vendait
un remède pour les maux d'yeux, mais bien qu'atteint
lui-même d'une ophtalmie, il ne s'était pas avisé de

se servir du spécifique qu'il recommandait aux autres. Un jour, une personne qui avait besoin de son remède, lui en acheta pour un aspre, et au lieu d'un aspre, elle lui en donna deux. Scheichi voulut lui en rendre un, mais l'acheteur lui dit : « L'un est pour le remède que je vous ai acheté à mon intention, et l'autre, je vous le donne pour vous frotter les yeux puisque vous y avez mal. »

Saint Luc, l'auteur du précepte : *Medice, cura te ipsum*, l'applique surtout au moral ; comme saint Matthieu, dans cet autre : *Enlève la poutre qui obstrue ton œil et puis tu auras le droit d'enlever la paille de l'œil de ton frère*, qui est la paraphrase du premier.

Saint Matthieu ne visait pas le corps médical ; mais Daniel Hopfer, un artiste d'Augsbourg, dans une gravure en taille-douce (fig. 42), représenta l'homme qui voit la paille dans l'œil de son voisin, sous les traits significatifs d'un médecin ou d'un chirurgien.

***

G. de Mornef, dans le groupe de la Mort et le Médecin, de sa *Grande Danse macabre*[1], prête à la Mort ce huitain, où se retrouve le dicton professionnel qui nous occupe :

LA MORT

Médecin a tout votre orinne
Voiés vous icy quamander
Jadis scutes de medicine
Assés pour pouvoir commander.

1. V. *Le Mal qu'on a dit des Médecins*, t. II, p. 12.

> Or vous vient la mort demander.
> Comme autre vous convient morir,
> Vous ny pouvés contremander.
> *Bon mire est qui se scet quérir.*

Corollaires des préceptes relatifs à l'expérience :
Consulte non pas le Médecin, mais celui qui a été malade. — Conseil des Grecs, dont il faut retenir l'esprit et non pas la lettre.

Même observation pour cet équivalent espagnol : *Pas de meilleur chirurgien que celui qui a reçu beaucoup de blessures.*

C'était aussi l'opinion de PLATON : « Il faudrait que celui qui veut guérir les ait eues toutes », pensée que Montaigne exprime avec sa fantaisie ordinaire : « C'est raison qu'ils prennent la vérole s'ils la veulent panser, je m'en fierai à celui-là ».

La pratica val più della grammatica (La pratique enseigne mieux que les livres).

> *Ni todos los que estudian son letrados,*
> *Ni todos los que van a la guerra, soldados.*

On n'est pas docteur, pour avoir étudié ;
Pas plus qu'on n'est soldat, pour avoir été à l'armée.

La experiencia
Madre es de la ciencia
(L'expérience est mère de la science)

La robe ne fait pas le médecin.

Trop de Docteurs, peu de Médecins. — Trop de savants, peu de praticiens expérimentés. C'est à ces puits de science de laboratoire que s'adresse la virulente apostrophe de Platon : « O insensé! tu ne soignes pas le malade, tu lui fais un cours, comme s'il avait besoin, non de guérir, mais de devenir lui-même médecin. »

Quand le Médecin meurt, il est hors d'apprentissage. — Le médecin a toujours à apprendre.

Vade et occide Caim. — Ce proverbe vient de la Faculté de médecine de Montpellier; on y exhorte les jeunes médecins à la pratique de la médecine, quand on les sacre docteurs, en leur disant : *Vade et occide Caim* (Va et tue Caim), c'est-à-dire : va faire ton apprentissage au péril et fortune des Carmes, Augustins, Jacobins et Mineurs, autrement Cordeliers, car la première lettre de chacun de ces ordres forme le mot de Caim[1].

1. FLEURY de BELLINGEN, *Etym. des prov. franç.*

VI. — MÉDECINS TEMPORISATEURS

Médecins de neige. — « Je fuis les petits médecins,
dit CYRANO DE BERGERAC, parce qu'on les nomme des
Médecins de neige. » C'est-à-dire des médecins sans
consistance, des *Médecins de rien.* On a vu une sorte
de corrélation étymologique entre *neige*, qu'on prononçait *nije* et *nihil*, rien, qu'on a rendu d'abord par
nigue; et le mot est encore aujourd'hui d'un usage
trivial.

Médecin d'eau douce. — Médecin hésitant, qui se
refuse à prendre le taureau par les cornes et s'en rapporte à l'intervention de la nature médicatrice. Contre
les maladies, il conseille surtout la patience ; si elles
sont épidémiques, il fait prendre... le train ; contre
le rhume de cerveau,... un mouchoir ; en guise de
pilules, il offre des dragées ; et sa tisane favorite est la
tisane de Champagne.

En Franche-Comté[1], l'expression de *Médecins
d'eau douce* est assez répandue. Le Dr A. LE DOUBLE
remarque, dans la *Chronique médicale*, que l'expression proverbiale *Médecin d'eau douce* est fort ancienne.

1. Dr PERRON, *Proverbes de la Franche-Comté.*

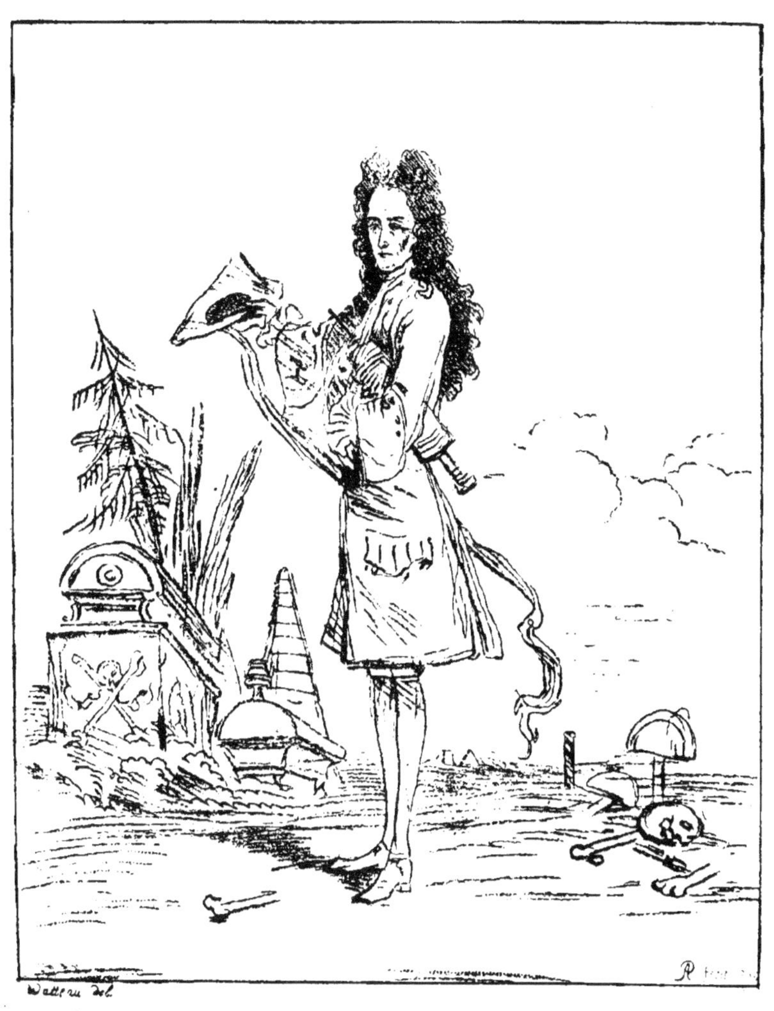

Fig. 42. — Le médecin Misaubin.
(D'après Watteau).

17

On lit dans *Pantagruel* : « Feu Amer, *medicin d'eau doulce* » à Angiers, deffendoit aux malades l'aisle du chappon gras ou celle de la perdrix, le croupion de la géline et le col du pigeon, disant : *Ala mala, cropium dubium, collum bonum, pelle remotâ.*

Par « medicin d'eau doulce ». Le Duchat croit que Rabelais a voulu dire : « médecin dont les remèdes ne font pas plus de bien ou de mal que si ce n'était de l'eau douce. »

Maintenant, que vaut cette interprétation du commentateur le plus estimé de l'œuvre rabelaisienne ?

Guillaume BOUCHET, sieur de Brocourt, explique à sa manière, dans sa x^e *Sérée*, l'origine de cette locution :

« Quelqu'un va respondre qu'appeler un médecin *d'eau douce,* c'est autant que qui diroit, c'est un asne ; pour autant qu'il faudroit lui faire avaller force eau douce et de fontaine, avec des roses fraisches et de l'anis, et des feuilles de laurier, à celle fin qu'il en fust plus asne, selon l'antitode d'Apulée. Aussi qu'aucuns tiennent que l'homme tourné en beste, perd sa figure bestiale, estant baigné en eau vive. Une fesse tondue va nous assurer qu'on appelle les médecins *d'eau douce,* parce que, quasi en toutes maladies, ils deffendent le vin, et font boire aux malades de belle eau douce et claire, et que c'est la première et plus grande chose qu'ils sachent faire. »

Quitard cite un exemple de médecin « d'eau douce », celui de BOUVARD, dont nous avons parlé plus haut, lequel fit prendre un lavement à une vieille comtesse, distraite et inquiète, pour mettre son chocolat entre deux eaux. A bien considérer, cette médication toute morale est utile surtout chez les neurasthéniques, auxquels l'homœopathie doit ses prétendus succès. Tronchin, autre médecin d'eau douce, guérissait les vapeurs de ses riches clientes, en leur faisant cirer le parquet et scier du bois.

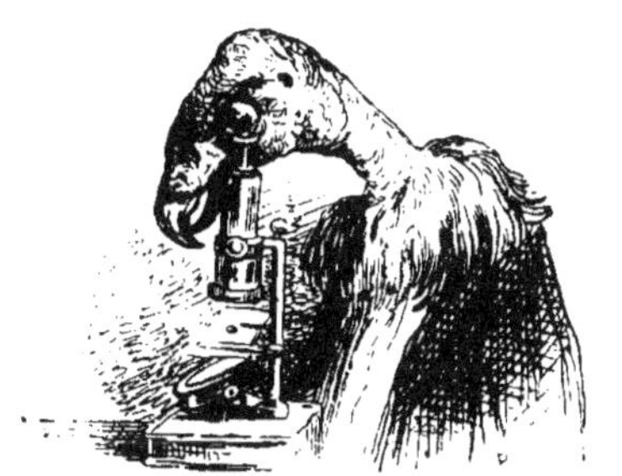

Fig. 43.

VII. — ESPRIT DE CONTRADICTION
INCERTITUDES DE DIAGNOSTIC

Si l'on en croit Pline l'Ancien, écrit Vigneul-Marville[1], Asclépiade, qui de mauvais rhéteur s'était fait mauvais médecin, s'avisa de prescrire l'eau froide pour remède, parce que le médecin Cléophante prescrivait le vin. Combien de systèmes ne sont-ils, comme celui-là, que l'effet de l'esprit de contradiction !

Hippocrate dit oui, mais Galien dit non[2]. — S'applique aux médications contradictoires, ordonnées par les médecins dans une même maladie, et à la diversité des doctrines médicales. Mais, ô fragilité des proverbes ! à ce vieux dicton nous en opposerons d'autres, qui justifient la réunion de plusieurs médecins dans les cas graves.

Deux yeux voient plus clair qu'un œil ; ou *Quatre yeux voient mieux que deux*.

1. Cf. *Nouvelle Revue de Paris*, 1864.
2. *Les Folies amoureuses*, scène VII.

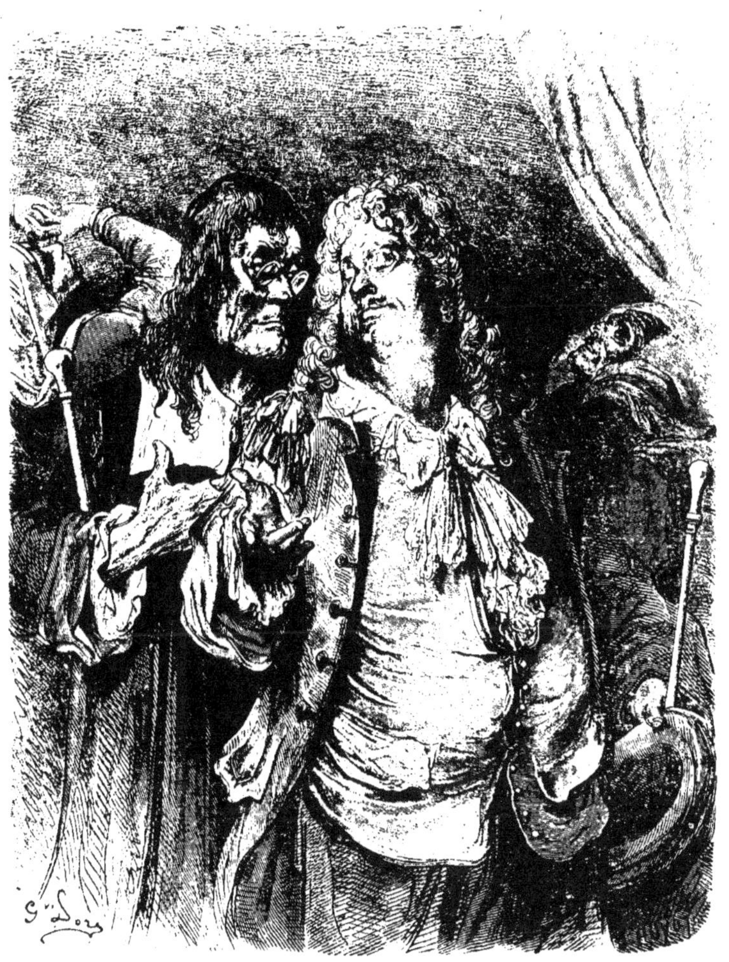

Figure 44. — Le Médecin « Tant pis » et le Médecin « Tant mieux ».
Gravure tirée des *Fables de La Fontaine*, illustrées
par G. Doré (Hachette, édit.).

L'un voit souvent ce que l'autre ne voit. — Molière fait dire à Sganarelle, dans l'*Amour médecin* :

> Non... je ne suis pas une bête ;
> Quatre conseils valent mieux qu'un.

Il est vrai que les correctifs abondent : « Ce qui m'a achevé, dit MÉNANDRE, c'est la consultation des médecins que mon médecin a voulu s'adjoindre ; je succombe sous le nombre ! »

L'empereur ADRIEN meurt avec la conviction qu'il a été tué « par le grand nombre de médecins. »

Un médecin, assure un philosophe anglais, peut vous guérir ; mais deux à la fois sont les deux rames de la barque qui conduisent rapidement aux bords du Styx.

Nul n'ignore la jolie fable des *Médecins* « Tant pis » et « Tant mieux » (fig. 44), qui rappelle l'apologue relatif au médecin optimiste d'Ésope.

Enfin, dans les *Comédiens*, Casimir DELAVIGNE condamne la multiplicité des médecins auprès du même malade, et reprenant le vers de Corneille : « Le pauvre homme, dit-il,

> Que vouliez-vous qu'il fît contre trois?... Qu'il mourut ! »

Les incertitudes de diagnostic sont visées par ce proverbe :

> *On a plutôt sceu la mort que la maladie.*

VIII. — DÉONTOLOGIE, CONSULTATIONS

Passe-lui la casse, il te passera le séné. — Passez-moi la rhubarbe, je vous passerai le séné. — Ces proverbes, inspirés par les concessions mutuelles entre médecins au lit du malade, sont applicables aux personnes qui s'épargnent des critiques réciproques sur leurs défauts. Ils ne datent que du début du xviie siècle, lors de l'introduction du séné en France.

Les murailles ont des oreilles. — Jeunes confrères, n'oubliez jamais, dans une consultation, que les dames, curieuses et indiscrètes de leur naturel, prêtent l'oreille à vos discussions et conversations, derrière une tenture ou une porte entr'ouverte.

IX. — RAPPORTS ENTRE MÉDECINS ET CLIENTS

Heurter à la boutique de saint Cosme. — Avoir besoin du médecin. Saint Cosme était le patron des Médecins et des Apothicaires, mais surtout des Chirurgiens ; il avait saint Damien pour *alter ego* ; de là, ce proverbe rimé :

> Servez sainct Cosme et sainct Damien,
> Vous vous porterez toujours bien.

Mieux vaut aller au boulanger qu'au Médecin. — Ou encore :
> Il vaut mieux courir au pain
> Qu'au Médecin.

C'est le vœu de chacun ; mais si l'on a besoin du médecin, mieux vaut l'appeler tôt que tard.

Après la mort, le Médecin. — A l'adresse des personnes qui n'appellent le Médecin qu'à la dernière extrémité, comme on l'observe trop souvent à la campagne, où les bestiaux passent avant la famille. S'applique, en général, à tous les secours tardifs.

Jacques Lagniet accompagne ce vieux proverbe du quatrain suivant :

> A quoy bon d'un corps mort consulter les urines,
> Clistères ny sirops, onguents ny médecines
> Ne peuvent à ce corps donner soulagement
> A tort après la mort vient le médicament.

Pour les paysans d'Espagne, se faire tâter le pouls, c'est un pronostic de la tombe : *Tomar el pulso es pronosticar la loza.* (Le médecin n'arrive que pour constater le décès.)

Dans quelques cas, cependant, on peut dire : *Heureux le Médecin qui vient sur la fin de la maladie.* — Il a l'honneur de la cure, sans en avoir le mérite.

> Médecin, tiens-toi coi
> Et en quoi que ce soit.

C'est la formule rimée du secret professionnel.

X. — NÉCESSITÉ DE LA CONFIANCE
EN SON MÉDECIN

Le Médecin est roi dans la chambre d'un malade. —
Il faut avoir confiance en son médecin et se soumettre
à ses prescriptions.

Un Recipe est une obligation. — En rédigeant son
Recipe ou son « ordonnance », le médecin « ordonne »,
le malade lui doit obéissance pleine et entière.

On peut parodier, pour la circonstance, l'article du
Code civil, relatif au mariage : le malade doit obéissance et fidélité au médecin, et le médecin aide et
protection au malade.

Un proverbe a toujours son contre-proverbe, aussi
dit-on encore : *Le Recipe d'un Médecin n'oblige personne.* Libre au malade de suivre les conseils de son
médecin ; mais si vous ne deviez pas en tenir compte,
il était inutile de le déranger.

Du Médecin qui plaît l'avis est mieux goûté. — Et
l'on doit être convaincu que *Le meilleur médecin est*

celui qu'on a. — Chacun, en effet, préconise son médecin, comme la mondaine sa couturière ou sa modiste, jusqu'au jour où ils ont cessé de plaire.

Des goûts et des docteurs, il ne faut pas discuter.

Qui veut la guérison du mire
Il lui convient son mehain (mal) dire.

Ne cache rien à ton médecin :

A confesseurs, médecins, avocats,
La vérité ne cèle de ton cas.

En espagnol :

*Al medico, confessor, y letrado,
No le hayas engañado.*

Les anciens disaient : *Stultorum incurata pudor mala ulcera celat* (Ces sots, faute de dire leur mal, ne sont pas guéris).

Fais ce que je te dis, non ce que je fais. — S'applique souvent aux médecins qui, malades eux-mêmes, ne veulent ou ne peuvent se conformer aux conseils qu'ils prodiguent aux autres. PHILÉMON, au IVe siècle avant J.-C., avait déjà fait cette remarque, dans sa comédie du Sicilien :

« Il est facile aux hommes de donner des conseils, difficile de se conduire soi-même. Nous en avons un exemple dans les médecins : à leurs malades, ils ordonnent un régime sévère ; qu'eux-mêmes se mettent

au lit, ils font tout ce qu'ils avaient défendu aux
autres. C'est que le mal et le traitement du mal sont
deux choses différentes. »

A poulx de toile Médecin de drap. — Nous trouvons
l'explication de ce proverbe dans le *Facétieux Réveille-
matin* du XVIIe siècle :

« Un médecin fut appelé pour visiter une demoiselle
malade à laquelle voulant taster le poulx, esmeue de
quelque petite honte faisant de la délicate et craignant
qu'il ne maniast son bras nud, elle tira le bout de la
manche de sa chemise jusques sur sa main ; ce que
voyant le médecin il prit le bout de son manteau et
s'en couvrit toute la main, puis maniant le poulx de
la demoiselle, il luy dit : *A poulx de toile Médecin de
drap.* »

*Il faut que le Médecin ait mangé un « muys » de sel
avec son « patient ».* — Explication d'Etienne Pasquier :

« Pour avoir certaine adresse sur la nature du
patient, il faudroit avoir mangé (comme on disoit
anciennement d'un amy) un muys de sel avec luy, et
non pas fleureter de maison en maison les malades
sans arrest, comme porte la commune usance des
Médecins. »

Etienne Pasquier a raison, mais son reproche aux
médecins s'applique plutôt aux « patients ». Il est de
l'intérêt du malade que son médecin le connaisse
depuis longtemps, étudie son tempérament, son

caractère, ses maladies, sa tolérance aux médicaments, etc.; malheureusement, le médecin de famille tend chaque jour à disparaître; il n'y a plus que des médecins de passage, que l'on change à la première occasion.

XI. — INGRATITUDE DES MALADES

Le Médecin doit avoir des oreilles de Job. — Allusion à la résignation du patriarche biblique, qui restait sourd aux railleries de sa femme et aux invectives de ses amis. Autrement dit : *Fais·ce que dois, advienne que pourra*[1].

Que les Médecins remplissent leur devoir sans en espérer ni récompense ni reconnaissance. Platon, qui connaissait à fond l'âme humaine, nous a prévenus : « Le bienfait, a-t-il dit, est ce qui vieillit le plus vite. » En effet, trop peu de malades ont la mémoire du cœur et se disent après le règlement de leur note : *Hoc debeo quod solvo, et quod solvo adhuc debeo* (Je dois ce que je paie et ce que je paie, je le dois encore). Mais qu'importe pour le médecin; la reconnaissance : « un bienfait n'est pas un placement », a dit LABICHE.

La plupart, après la guérison, ressemblent à l'Arlequin de la comédie italienne; le fourbe refuse de régler les honoraires de son Médecin et l'oblige à l'assigner : « Je ne veux pas de la santé que le Docteur m'a don-

1. L'italien est plus expressif : *Pissa chiaro e beffa il medico, riga pur dritto e lascia dir chi vuole* (Urine clair et moque-toi du Médecin, marche droit et laisse parler qui voudra). Voir dans les *Proverbes en facéties*, d'Antonio CORNAZANO, l'origine de cette locution proverbiale.

née, dit-il devant le juge ; j'offre de la lui rendre et de la déposer au greffe, pourvu qu'il y dépose aussi la maladie qu'il m'a ôtée ; chacun reprendra alors ce qui lui appartiendra. »

Si les maitres n'estoyent malades, ils oublieroyent le nom de leur Médecin. — Vieil adage qui a de nombreux équivalents modernes : *Dès qu'on a bu, on tourne le dos à la fontaine.* — *L'orange pressée, on la jette.* — *On vient chercher le Médecin en voiture et il s'en retourne à pied.*

Sans prendre à la lettre le *desideratum* d'un vieux praticien de nos amis, qui voudrait voir les médecins, comme les courtisanes, se faire payer d'avance, il serait bon d'imiter l'usage de nos confrères d'outre-Manche, lesquels, en gens pratiques, se font honorer après chaque visite ; la première double, pour la dernière que le client indique par un salut de remerciement.

Dumoulin avait pris l'habitude de se faire honorer à chaque visite. Quand on lui demandait : « Reviendrez-vous, Monsieur le Docteur ? — Oui, répondait-il, si vous me payez. — Faut-il vous payer tout de suite ? — Oui, si vous voulez que je revienne. » Il agissait de même avec l'indigent, mais en recevant l'obole du pauvre, il laissait sur son lit de quoi lui procurer du bois et du bouillon. Il se souvenait de la sentence du poète :

Deus est medicus cum curat,
Sed cum poscit, est Satanas.

De même, Dupuytren disait à ses élèves : « Faites-
vous payer pendant que le bistouri saigne, si vous ne
voulez pas être la dupe d'un bon nombre de vos malades. » En vertu du dicton : *Mal passé n'est que songe*,
et de ce distique des anciens :

> *Tunc dicunt Medici : da, da!*
> *Cum dicunt languidi : ha, ha!*

> Quand le patient crie : Aïe, aïe!
> Les médecins disent : « Paie, paie!

Les Médecins sont comme les saints, invoqués pendant le danger et oubliés après : *Passato il pericolo,
gabbato il santo,* dit un proverbe italien, qui rappelle
le cri du Normand enlizé, puis dépêtré, et qui s'écrie
de loin :

> Saint Michel! Saint Michel!
> Ni la vache, ni le viel.

Autrement dit : « Tu peux te fouiller! »

« La reconnaissance du malade pour le médecin, je
connais cela, dit l'auteur de *Jean Baudry*. Cela fait
partie de la maladie. Ça se déclare avec la fièvre, ça se
calme dans la convalescence, la santé en guérit. »

XII. — HONORAIRES, APRETÉ AU GAIN

Exige, dum dolet ; post curam, medicus olet. (Fais-
toi payer quand le malade souffre ; dès que le malade
est guéri, le Médecin pue[1]). — La preuve ? Elle se
trouve dans cette histoire, arrivée à VOILLEMIER et
racontée par le D* MONIN.

Un viveur, dont le canal ou la prostate laissait à
désirer, fut pris d'une violente rétention d'urine, survenue après une fête un peu trop corsée. « Vite, qu'on
fasse venir un médecin ! » s'écrie notre homme...

Le docteur Voillemier arrive ; inutile de dire qu'il
fut reçu comme le Messie aurait pu l'être. En une
minute, la sonde convenablement graissée a pénétré
dans la vessie, et le patient contemple avec délices le
flot doré qui s'échappe de son organe distendu. La
dernière goutte n'était pas plus tôt sortie que notre
malade, tout à fait soulagé, demande au docteur combien il lui doit... pour ce petit service :

— C'est quarante francs, répond Voillemier.

— Quarante francs..., c'est bien cher ; en vous en
donnant la moitié, ce sera bien assez pour cinq minutes
de travail.

— Va pour la moitié, dit le chirurgien ; laissez-moi
finir mon affaire ; et, sans désemparer, il injecte au

1. V. *Le Mal qu'on a dit des Médecins*, p. 228.

moyen de la sonde et d'une seringue à anneau, préparée en cas de besoin, la moitié du liquide qu'il venait d'extraire, puis il retire sa sonde et se dispose à plier bagage.

— Mais que faites-vous, docteur, s'écrie le client stupéfait. Allez-vous me laisser ainsi ?

Certainement, puisque vous ne me donnez que la moitié de mon prix, il est juste que je ne vous vide votre vessie qu'à moitié.

Quoique avare, notre rétréci comprit la leçon et avoua que si Voillemier avait fait son prix d'avance avec lui, il lui eût offert de grand cœur le double ou le triple de la somme qu'il avait demandée.

Médecine et procure,
Fais-toi payer quand le mal dure.

Il y a, en effet, entre les médecins et les avocats de nombreux points de ressemblance : on a recours aux uns, quand les fonctions organiques se troublent, et aux autres, si les intérêts sont en jeu ; pendant la crise, les clients — malades et plaideurs — font les plus belles protestations à leur libérateur : la guérison survenue ou le procès gagné, on oublie ses promesses. Mais les avocats ont le bon esprit de se faire honorer d'avance.

Déjà, sous Philippe le Bel, Jean de MEHUN, dans son *Roman de la rose*, constate l'analogie entre les deux professions, qui paraissent si distinctes :

> Advocats et Physiciens [1]
> Sont tous liez de tels liens,
> Tels pour deniers sciences vendent,
> Et tous à cette hard se pendent
> Tant ont le gain, et doux et fade,
> Qu'ils voudroient bien pour un malade
> Qu'il y en eust plus de cinquante.

Ce n'était pas toujours saint Luc, mais saint « Lucre », le patron des Physiciens. Mais revenons à la question des honoraires, l' « argument sans réplique » de Basile.

A toute peine est dû salaire. — Il faut que la chenille *vive du chou et le prêtre de l'autel.*

Le teston[2] *d'un Papau et d'un Huguenot ne se battent jamais en l'escarcelle d'un Médecin.* — Ce quolibet du xvi⁰ siècle rappelle la rapacité de certains Médecins[3], pour qui « l'argent n'a pas d'odeur » et qui murmurent, en recevant leurs honoraires : *Payez, payez, et vous ne serez pas considéré.*

1. L'estime que l'on avait pour nos ancêtres, les physiciens, était plutôt limitée, si l'on s'en rapporte encore à la *Bible* de Guiot, de Provins, dont il a été plus haut question.

2. Pièce de monnaie.

3. Le désintéressement, à part celui d'Hippocrate illustré par Girodet, ne semble pas avoir été la vertu prédominante des anciens Médecins. Saint Bernard se plaint déjà de l'avarice des praticiens de son temps; Gui Patin reproche souvent à ses confrères leur âpreté au gain : il cite Beda, Renaudot et tant d'autres « comme gens à faire ce que l'on veut à qui plus leur donne » ; Guénault, d'après le même épistolier, disait « qu'un grain de fortune vaut mieux que dix onces de vertu. »

Ces mêmes Médecins n'oublient jamais de faire avec la tête, « le signe de la croix », en entrant chez un malade, pour voir s'il y a de l'aisance dans la maison.

Arrha mortis, Medici pretium. — (Honoraires au Médecin, arrhes à la mort).

*Dios es el que sana
Y el medico se lieva la plata* [1]

(C'est Dieu qui nous guérit et c'est le Médecin qui empoche notre argent).

Guéris ou ne guéris pas, c'est le même prix. — Rappelle un dicton franc-comtois sur les apothicaires : *Que le lavement agisse ou non, il faut le payer.* — C'est aussi l'opinion de Sganarelle : « Soit qu'on fasse bien, ou soit qu'on fasse mal, on est toujours payé de même sorte. »

Medico da borse. (Médecin des bourses). — C'est-à-dire, Médecin qui n'est bon qu'à vous tirer de l'argent.

Argent comptant porte Médecins.

1. *Le Tour du Monde,* 1872.

Tel refuse d'une main qu'il voudrait tenir de l'autre. — En représentant un Médecin comme l'acteur principal de ce proverbe (fig. 45), Jacques

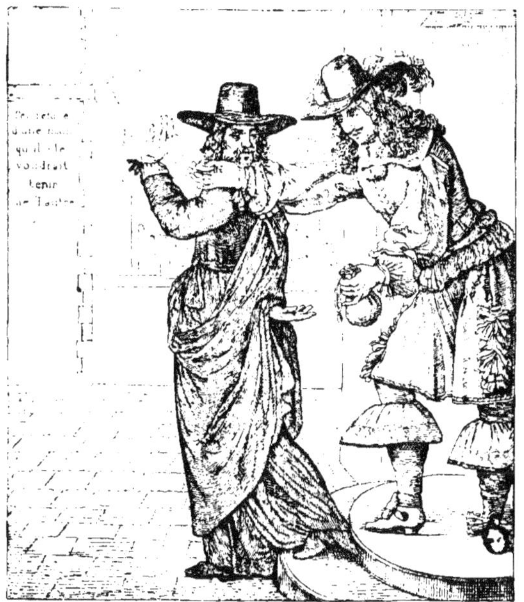

Fig. 45.

LAGNIET semble réserver exclusivement au corps médical cette critique, qui, en réalité, vise toute personne intéressée. HIÉROCLÈS, au ve siècle, est plus précis : il se moque d'un médecin qui prend ses lunettes pour examiner l'argent reçu et les quitte pour regarder les urines sur lesquelles il est consulté.

Prendre l'argent à la façon des Médecins. — Le moine Théophile FOLENGO, conteur italien, au livre septième de son *Histoire macaronique de Merlin Coccaie, prototype de Rabelais*, montre un lourdaud d'apothicaire, qui met la main à sa bourse et « la vuide de tout ce qu'estoit dedans, le baillant au rusé Cingar, qui le prend très bien, en le refusant quelque peu, après l'avoir en sa main à la façon des Médecins. » RABELAIS semble s'être inspiré de ce passage, dans *Pantagruel*, où Panurge met en la main du docteur Rondibilis quatre nobles à la rose : « Rondibilis les print très bien, puys luy dit en effroy comme indigné : Hé, hé, Monsieur, il ne falloyt rien. » Sganarelle use du même procédé, dans le *Médecin malgré lui.*

L'un meurt de ce dont l'autre vit. — *Ce qui nuit à l'un duit à l'autre.* — Les Danois disent : *Lov-Kïon og barsker have gavn af andres skade* (Les hommes de loi et les Chirurgiens gagnent quand les autres perdent). — Traduction libre de la sentence analogue émise, au premier siècle av. J.-C., par Publius Syrus : *Male habebit medicus, nemo si male habuerit,* que Souesme a mise en distique :

> Le sort d'un Médecin est vraiment bien fatal :
> Quand les clients vont bien, le Médecin va mal.

C'est la réflexion de Philémon, le jeune : « Un Médecin est bien malade, quand tout le monde se porte bien. » « Nul Médecin ne prend plaisir à la santé de ses amis mesmes », dit encore l'ancien comique grec, cité par Montaigne.

A petit mercier, petit panier, s'applique aux Médecins sans renommée. Les anciens disaient: *Parvum parva decent*, et nos pères: « A petit saint, petite offrande ; à petit chien, petit lien. »

En vertu de ce préjugé, le public paie beaucoup plus cher à une « célébrité » la tisane que, tout aussi bien, pouvait lui conseiller son médecin ordinaire.

Mal prend au malade qui choisit son mire pour héritier. — Traduction de cette pensée malhonnête de PUBLIUS SYRUS : *Male secum agit æger, medicum qui hæredem facit*. Cette injure à notre profession a été consacrée par l'article 909 du Code civil, qui interdit au Médecin d'être légataire universel d'une personne traitée par lui dans la dernière maladie. Aussi, l'épigramme de POAN SAINT-SIMON, sur ce sujet, perd-elle tout son sel :

> Ce bon vieillard tourmenté de colique
> Ne peut manquer d'en voir bientôt la fin.
> Il a pour Esculape un fameux Médecin
> Qu'il a nommé son légataire unique.

Mémoire, Compte d'apothicaire. — Compte sur lequel on a beaucoup à rabattre. D'après A. FRANKLIN[1], vers la fin du XVIIe siècle, l'usage était de réduire le mémoire de moitié. Un mari, venant discuter, à l'église Saint-Paul, le prix de l'enterrement de sa

---

1. *La Vie privée d'autrefois* : les Médicaments.

femme, proposa aux marguilliers moitié de la somme
demandée :

> Je crois qu'il est plus à propos,
> Pour bien sortir de cette affaire,
> De régler tous les frais en gros
> Comme ceux d'un apothicaire;
> C'est-à-dire, en bonne amitié,
> Retrancher la belle moitié[1].

Quand on vous présente un mémoire aux prix sensiblement majorés, votre première exclamation est :
Quel compte d'apothicaire! Le *compte d'apothicaire*
est passé dans la langue proverbiale, comme synonyme de note d'honoraires exagérée. D'où vient ce
dicton, nous l'ignorons; mais ce qui a contribué
à l'accréditer, c'est, nous en sommes convaincu,
l'immortel comique, dans sa pièce du *Malade imaginaire*[2].

Vous vous rappelez la scène. Argan assis, une table
devant lui, compte avec des jetons les diverses substances qui entrent dans le mémoire de son apothicaire :

« .....Plus, du vingt-quatrième, un petit clystère
insinuatif, préparatif et rémollient, pour amollir,
humecter et rafraîchir les entrailles de monsieur

trente sols.

« Plus, dudit jour, un bon clystère détersif, composé avec catholicon double, rhubarbe, miel rosat, et
autres, suivant ordonnance pour balayer, laver et nettoyer le bas-ventre de monsieur. . . *trente sols.*

« Plus, dudit jour, le soir, un julep hépatique, sopo-

---

1. L'Abbé de Marigny, *Le Pain bénit*, 1673.
2. Acte I, sc. I.

ratif et somnifère, composé pour faire dormir monsieur.
                                        trente-cinq sols.
« Plus, du vingt-cinquième, une bonne médecine

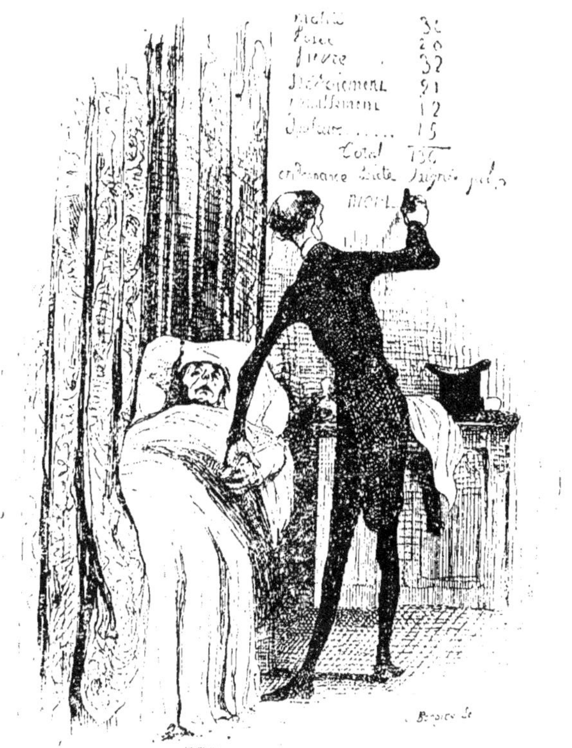

Fig. 46.

purgative et corroborative, composée de casse récente,
avec séné levantin, et autres, suivant l'ordonnance
de M. Purgon, pour expulser et évacuer la bile de
monsieur. . . . . , . . *quatre livres.*

« Plus, dudit jour, une potion anodine et astrin-
gente, pour faire reposer Monsieur. . *trente sols.*

« Plus, du vingt-sixième, un clystère carminatif,
pour chasser les vents de Monsieur. . *trente sols.*

« Plus, le clystère de Monsieur, réitéré le soir
comme dessus . . . . *trente sols.*

« Plus, du vingt-septième, une bonne médecine
composée, pour hâter d'aller, et chasser dehors les
mauvaises humeurs de Monsieur. . *trois livres.*

« Plus, du vingt-huitième, une prise de petit-lait
clarifié et dulcoré, pour adoucir, lénifier, tempérer et
rafraîchir le sang de Monsieur. . . . *vingt sols.*

« Plus, une potion cordiale et préservatrice, composée avec douze grains de bézoard, sirop de limon
et grenades, et autres suivant l'ordonnance. *cinq
livres* ».

Tel est le mémoire de l'apothicaire Fleurant.

On pourrait croire, à première vue, que Molière a
volontairement poussé à l'outrance, pour faire rire le
public aux dépens de ses personnages. Nous avons
la preuve qu'il n'a rien exagéré, qu'au contraire,
il est resté bien au-dessous de la vérité.

Voici, par exemple, le compte d'un apothicaire,
qui n'est pas le premier venu, puisqu'il n'est autre que
l'apothicaire de Henri IV. A côté d'un tas d'emplâtres,
de sirops composés de « toutes sortes de simples », de
clystères laxatifs, « à 20 sols pièce », notre bonhomme
énumère complaisamment, mêlées aux remèdes les
moins ragoûtants, les friandises qui plaisaient au roi,
sucreries, gâteaux et confitures.

Il fait mention de sucre candi, de conserves de
roses, de sirops aromatisés et clarifiés, de boîtes de
dragées et de massepains.

« Au sortir du bal, verres d'eau sucrée et boîtes de massepains, pour les filles de la reine.

« Porté en la chambre du roi deux boîtes de massepains : prix, 45 sols.

« Boîtes de dragées et massepains pour les filles et pour M. de Roquelaure. »

Une femme, entre autres, qui était particulièrement gourmande de toutes ces sucreries, c'était la belle Fosseuse, une des mille et une maîtresses du Don Juan couronné qui a mérité l'appellation de Vert-Galant. Le compte énumère :

« Pour Mademoiselle Fosseuse, une livre sucre fin : 40 sols[1]. »

Pour la même, nous trouvons un nombre considérable de fournitures de boîtes de dragées, de confitures de réglisse, de « phiolles » de sirop, etc.

Sans doute, parmi les filles de la reine, le nom de Fosseuse n'est pas le seul qui soit mentionné et qui soit souvent répété dans le compte de l'apothicaire ; mais voici ce qui nous apprendrait, si nous ne le savions déjà, l'intimité de la belle gourmande avec le roi :

« Plus *pour le roy*, porté à la chambre de Mademoyselle Fosseuse, une livre trois quarts de massepains et 4 onces de sirop : 2 écus 3 livres. »

Cela est assez significatif et se passe de commentaires.

Peut-être se dira-t-on qu'un roi étant un « client » d'une espèce rare, il n'est que juste de lui tenir, comme on dit, la « dragée haute » ; mais qu'on se détrompe, si on croit que les souverains seuls étaient

1. *Henri IV*, par de LAGRÈZE, pp. 273 et suivantes.

maltraités par ces bons apothicaires; les « petites gens » n'étaient pas à l'abri de cette exploitation mercantile. Nous n'en voulons d'autre preuve que la pièce suivante, exhumée des archives d'une petite sous-préfecture du Lot, par le regretté GREIL, un amateur au flair pénétrant, qui connaissait sa province mieux qu'homme au monde.

Il s'agit d'un compte d'apothicaire, fourni pour médicaments, livrés de 1772 à 1773 au chapitre de Gourdon, et destinés au sous-maître, aux enfants de chœur et aux servants de la maîtrise. Il nous semble, dit le bon M. Greil, que ces messieurs absorbaient beaucoup de *bouillons*, de *sirops* et d'*amandes*. Et il nous offre ce témoignage probant de la polypharmacie de l'époque :

	Liv.	Sous.	Den.
6 *mai* 1772. — Pour M. le sous-maître, une médecine composée de séné 3 gros, tamarin une once, rhubarbe un gros, avec fleurs de pêcher une pincée, sel de glauber un gros, manne 2 onces.	1	10	»
7 *mai* 1772. — Bouillon composé au bain-marie avec une tranche de maigre de veau, 4 écrevisses, racines d'oseille, de chicorée, chiendent, patience sauvage, chélidoine, pimprenelle, aigremoine, cerfeuil, cresson de fontaine, un cœur de laitue, sel de glauber 2 gros, et une poignée de chicorée et feuilles de bourrache.	2	»	»
19 *mai* 1772. — Pour le même, médecine composée de manne 10 onces, follicules de séné 2 gros, vin stibié 3 gros.	1	4	10
21 *mai* 1772. — Pour une servante, 12 onces sirop de pied de chat.	1	5	»
23 *juillet* 1772. — Pour une servante, médecine			
A reporter. . .	5	19	10

Liv. Sous. Den.

	Liv.	Sous.	Den.
Report. . . .	5	19	10
composée d'une décoction de chicorée avec deux gros follicules de séné, manne 2 onces et demi-once de vin stibié.	1	10	00
2 *janvier* 1773. — Pour le nouveau sous-maître, un amandé cuit à la fleur d'orange et le sirop de nymphœa.	0	15	00
9 *janvier* 1773. — Pour un enfant de chœur, un collyre composé avec le safran fin, la tutie préparée et l'iris de Florence.	0	15	00
13 *janvier* 1773. — Pour une servante, une pommade pour une brûlure faite avec huile d'amande douce, trois onces, pommade de limaçon, une once, et de l'eau de chaux seconde. .	2	10	00
24 *janvier* 1773. — Pour les enfants de chœur, 8 onces suc de réguelisse.	1	12	00
Etc., etc.			
Soit au total.	84	15	00

Réduit à **72 livres**, que je prie M. l'abbé de Ribot, chanoine trésorier du Chapitre, de payer à Cahors à la veuve Cantarel et Albrespie, apothicaires en ville.

3 avril 1773.

On remarquera que la plupart des médicaments mentionnés ci-dessus ont résisté à l'épreuve du temps. On fait toujours usage de manne, de séné, de safran et de tuthie (ou oxyde de zinc); on n'a pas renoncé à l'huile d'amandes douces et à l'eau de chaux seconde, qui font la base de la mixture connue sous le nom de *liniment oléo-calcaire,* topique excellent contre les brûlures.

Par contre, plus de bouillon d'écrevisses et de pommade de limaçon; plus de sirop de nymphæa et de

sirop de pied-de-chat. Pourquoi cette proscription ?
Mystère et pharmacopée !

Comme les livres, *habent sua fata... medicamina*.

~~~

Qui-pro-quo d'apothicaires. — Un des plus farouches
sermonnaires du xve siècle, Olivier **Maillard**, fut, pensons-nous, le premier qui ait publiquement cité le
proverbe qui a eu si longtemps cours : « De trois
choses Dieu nous garde : de cœtera de notaires, de
qui-pro-quo d'apothicaires, et de bouquon de Lombards
frisquaires. [1]»

Les apothicaires, il faut bien le dire, avaient, en ce
temps-là, mauvaise réputation. Maillard attaque, dans
plusieurs de ses sermons, avec sa virulence accoutumée, les falsificateurs de drogues, qu'il désigne
sous le nom d'*apothecarii*, terme qui comprend, il est
vrai, indistinctement, en même temps que les débitants de drogues, les épiciers, confiseurs, etc.

Ce nom reparaît dans le Jugement général ou Jugement dernier, mystère rouergat de la fin du xve siècle ;
les apothicaires sont jugés en compagnie des trésoriers, de Pilate et de Barabbas. Les pièces de théâtre,
les farces et les moralités surtout, sont remplies d'allusions à leur profession[2].

Que leur reprochait-on ? De vendre les médicaments qui contenaient ou passaient pour contenir de
l'or et des pierres précieuses, doués de vertus plus ou

1. Henri Estienne, *Apologie pour Hérodote*, édition Ristelhuber,
p. 97. Paris, 1879.

2. Lespleigney, *Promptuaire des médecines simples*, édition Dorveaux, p. 15.
~~~

moins magiques, et de substituer certaines drogues à d'autres, quand ils manquaient de celles que le médecin prescrivait. C'étaient là les *qui-pro-quo*.

Le *quid-pro-quo*, c'était, en réalité, ce que nous nommons aujourd'hui le succédané. Ces substitutions étaient parfois tolérées, mais il fallait une autorisation de la Faculté, qui donnait son approbation, après solennelle et mûre délibération, s'entend ; et il ne faisait pas bon enfreindre les règlements sur ce point.

Le 3 août 1536, un arrêt du Parlement ordonna, sous peine d'une amende de 100 marcs d'argent, de *punition corporelle et de la hart*, l'exécution de nouvelles mesures quant aux visites, à la préparation des remèdes, et à l'observation des *qui-pro-quo* (substitution d'un médicament à un autre), rédigés par six docteurs de la Faculté, dans les Dispensaires [1].

Le texte de l'arrêt est d'autant plus intéressant à reproduire, que les modernes historiens de la pharmacie ne semblent pas l'avoir connu.

Et pour ce qu'en l'art de médecine les médecins usent d'un *quiproquo*, a ordonné et ordonne ladite cour que, pour le bien de la chose publique et conservation et réparation des corps humains, ladite Faculté de médecine s'assemblera, et icelle assemblée élira six des plus notables suffisans, savans et experimentez d'entre les docteurs d'icelle, qui rédigeront par écrit les dispensaires desditz *quiproquo* auxdits apothicaires, et quand ils seront et devront être baillés aux malades ; et ce qui sera par ces six médecins ordonné pour lesditz dispensaires auxditz apothicaires, enjoint la cour aux dits apothicaires de garder sur les peines que dessus, c'est à scavoir de 100 marcs d'argent d'amende, de prison, punition corporelle et de la hart ; et leur fait défenses d'user d'aucun *quiproquo*, sinon de ceux qui leur seront ordonnez par lesditz six doc-

1. PHILLIPPE, *Histoire des apothicaires*, p. 125.

teurs médecins aux dispensaires susditz; leur fait pareille-
ment, ladite cour, inhibition et défense de faire aucune composition de médecine, si ladite composition de médecine ne
leur est ordonnée par les docteurs reçus par la Faculté de
médecine de l'Université de Paris ou des médecins du roy et
de ceux du sang royal [1].

On va mieux comprendre ce qu'on entendait jadis
par le terme de *qui-pro-quo*, si souvent raillé par
ceux qui en ignorent l'origine.

Une grande partie des substances qu'on employait
en pharmacie provenait particulièrement de l'étranger,
et il arrivait qu'avec le temps, il était plus difficile de
s'en procurer du dehors; il fallait alors qu'elles fussent
remplacées par d'autres drogues médicinales : c'est
ce qu'on appelait *qui pro quo* ou *quale pro quo*. Ce
terme, dont on a tant plaisanté, en feignant de ne
pas le comprendre, n'était autre chose que la substitution d'une drogue facile à trouver à une autre qui
manquait dans le commerce.

Toutefois, la législation, toujours attentive, n'auto-
risait pas les apothicaires à se permettre d'eux-mêmes
ces substitutions ou *quiproquo* : cela leur était défendu
sous les peines les plus sévères, ainsi que le prouve
l'arrêt qu'on vient de lire [2].

Pour achever de dissiper les doutes à l'endroit des
qui-pro-quo et de la signification réelle de ce mot,
nous ne saurions mieux faire que d'emprunter à un
texte du commencement du xviie siècle ce qui a trait
à la question. Outre qu'il nous fait connaître les divers
« substituts » autorisés en ce temps-là, il nous révèle

1. DELAMARE, *Traité de la police*, t. I, liv. IV, it. X, pp. 621,
622 et 623.

2. PHILLIPPE, *op. cit.*, p. 127.

— ce que nombre d'entre nos lecteurs ignorent sans doute — que déjà, au début du règne de Henri IV, on employait le terme de *pharmacien*, substitué à celui d'*apothicaire*. Les circulaires royales, en ce qui touche la profession pharmaceutique, étaient ainsi libellées : *A Messieurs les pharmaciens du royaume*.

Voici le texte de l'une des circulaires auxquelles nous venons de faire allusion ; il est des plus explicites :

Nous nommons *substituts* et le vulgaire *Quid-pro-quo*, certains médicaments qui sont mis au lieu de quelques autres dont ils imitent les vertus. On est contraint de s'en servir pour suppléer au défaut de certaines drogues, qu'on ne peut recouvrer aujourd'huy (1607), comme sont le *baume*, ou *le vray calamus aromatic*, ou pour d'autres que nous recevons de fort loin, et qui sont desséchées, ou trop vieilles comme les *myrobolans*, ou falsifiées ou gâtées, si bien que on est contraint de leur en substituer d'autres, car elles seraient bien nuisibles, car si ces drogues sont semblables à celles que nous pouvons avoir, il vaut mieux ne s'en servir. *Dans tout le corps de la médecine*, il n'y a pas de partie qui aye plus besoin d'être revue et corrigée que le *Quid-pro-quo*. Car nous trouvons presque à chaque bout des chapitres, dans les escrits des Arabes et des Grecs, une infinité de médicaments qui sont très mal à propos substitués, comme par exemple : *le pyrèthre au poivre, l'euphorbe à l'agaric*, et plusieurs autres qui sont de vertus toutes dissemblables. C'est pour cela qu'il est bon que tout le collège des doctes médecins y mette la main. Jusqu'à ce que *les roys et les princes s'emploient à faire venir les vrais ou naturels médicaments!*

Les médecins pourront se contenter des substitutions, et les pharmaciens ne pas se hasarder d'en changer les moindres sans l'avis du docte médecin, de peur que *s'estant une fois lasché* la bride en choses de petite conséquence, ils ne viennent après à se *licentier* en d'autres choses qui *pourroyent beaucoup préjudicier aux malades*[1].

1. *Union pharmaceutique*, 15 juin 1898.

Il était d'autant plus utile de fixer ces « substituts », que les anciennes pharmacopées en signalent des plus bizarres : on indiquait l'euphorbe pour remplacer l'agaric, ce qui pouvait ne pas être toujours sans danger ; bien mieux, on donnait la semence de morelle au lieu d'alkékenge ; celle de rue, en place de cumin. Quelques modifications aux prescriptions étaient plus tolérables : lorsqu'on conseillait, par exemple, d'employer le sagapenum pour le galbanum ; le marrube, à défaut de mélisse.

Nous ne voyons pas, non plus, d'inconvénients à ce qu'on substitue la gomme de pêcher à la gomme de lierre, la cannelle à la casse, l'eau de fontaine à l'eau de pluie, le ricin à la scammonée ; encore que nous soyons d'avis qu'en cette matière, le médecin doit rester seul juge ; seul, connaissant la vertu physiologique des substances qu'il ordonne, il décidera si la substitution proposée par le pharmacien est ou non acceptable. Il n'appartient pas à ce dernier de faire revivre *proprio motu* les *qui-pro-quo* des apothicaires.

XIII. — RAILLERIES

Passons aux épigrammes décochées au corps médical ; leur liste est plus longue que celle des sentences élogieuses, et c'est tant pis pour l'humanité.

Acésias l'a traité. — ACÉSIAS vivait à peu près dans la quatre-vingtième olympiade. Il ne doit sa célébrité qu'à ses échecs et aux sarcasmes d'Aristophane. Son ignorance était proverbiale, et lorsqu'on parlait d'une affaire qui, malgré tous les soins, devenait de plus en plus mauvaise, on disait qu' « Acésias l'avait traitée. »

Ce sont vraisemblablement les Montpelliérains qui, au xiie siècle, ont imaginé ce quatrain, flatteur pour leur Université :

S'ils (les Médecins) reviennent de Montpellier,
Lor scavoir est moult chier,
Et cil qui vient de Salerne
Lor vend vessie pour lanterne.

La critique des Médecins de Valence et de Salamanque pourrait bien avoir la même origine :

Les Médecins de Valence
Longues robes, peu de science.

Ce proverbe qui, au xvII[e] siècle, s'appliquait aussi aux avocats de Valence, nous paraît n'avoir ni rime ni raison. Il trouve sa place naturelle à côté du suivant, qui remonte à la même époque.

> Médecin de Salamanque
> Guérit l'un et l'autre manque.

L'Université d'Avignon et surtout celle d'Orange étaient connues des étudiants, pour l'indulgence des examinateurs ; de là ce jeu de mots, passé en dicton : *Il a pris ses grades à la fleur d'Orange*[1].

Autre proverbe rimé, qui pouvait être vrai au xve siècle :

> Médecins et mareschaux
> Font mourir gens et chevaux.

« Laissent mourir » serait plus juste de nos jours.

Les Médecins guérissent toutes les maladies, excepté la dernière. — Se rapproche de *En dépit des Médecins nous vivrons jusqu'à la mort.* — G. de Marnef, dans la *Danse macabre*[2], représente le Médecin emporté, à son tour, par la Camarde et lui fait reconnaître que *Contre la mort n'a medicine* :

1. Cf. *Les Médecins d'autrefois à Nîmes*, par Dr A. PUECH.
2. Paris, 1490, in-folio.

Long temps a quen l'art de phisique
J'ay mis toute mon estudie.
J'avoye science et pratique
Pour guerir mainte maladie.
Je ne scay que je contredie
Plus n'y vault herbe n'y racine
N'autre remède quoy qu'on die
Contre la mort n'a medicine.

~~~

L'*Almanach des proverbes* généralise trop; il manque de mesure et d'équité.

Quand, vous prenant pour franches bûches,
Un Médecin gravement vous dira
Que, quelque mal qui vous viendra,
A coup sûr il vous guérira,
Répondez : « Achetez des cruches! »[1]

Apostrophe dédaigneuse, qui correspond à notre expression triviale : « J't'écoute! »

~~~

A l'impuissance des Médecins contre la mort se rattachent diverses sentences : *Contra vim mortis non est medicamen in hortis.* — Proverbe chinois : *Le Médecin guérit des maladies, mais non pas de la mort ; il est comme le toit qui garantit de la pluie, mais non pas du tonnerre.* — Lapalissade Francomtoise : *Quand la mort y est, les Médecins ne s'en rachètent pas ; ils ne peuvent pas en racheter les autres.*

---

1. *Les Almanachs français,* par John GRAND-CARTERET.

Le soleil Éclaire leurs succès et la terre cache leurs fautes. — Cette vilenie, que l'on a mise, à tort, dans la bouche de Socrate, a pour père légitime Nicoclès, qui vivait au iv⁰ siècle : « Les Médecins, a-t-il dit, ont le bonheur que le soleil éclaire leurs succès et la terre cache leurs fautes ». Elle a souvent été reproduite et travestie dans toutes les langues. Beaumarchais l'a enchâssée avec soin dans le *Barbier de Séville*.

Sur ce sujet, répétons-le, le plus touchant accord règne parmi les nations qui se prétendent civilisées, mais ignorent la civilité puérile et honnête ; l'une dit :

« Tue ! » et l'autre : Assomme ! »

L'Espagnol reproduit Nicoclès : *Los yerros del medico, la terra los cubre.* (C'est la terre qui couvre les fautes des Médecins). L'Italien précise : *Il medico giovine fa la gobba al cimitero* (Jeune Médecin fait l'affaire du cimetière). — De même, en France, nos aïeux disaient : *De jeune Médecin cimetière bossu*[1]. Ou encore, dans certaines contrées, « Cimetière taupé[2]. » La gravité teutonne émet cette variante : *Dieser artzt hat viel leute unter die erde gebrach.* (Ce Médecin a fait le cimetière bossu).

---

1.   De jeune avocat, héritage perdu ;
          De jeune Médecin, cimetière bossu.
2. D' Dorveaux, in *Chronique médicale.*

En voulez-vous des brocards? Nous n'avons que l'embarras du choix, parmi les traits lancés par des gens bien portants contre ceux qu'ils imploreront à la moindre colique, « semblables, dit RASPAIL, aux matelots qui blasphèment durant le calme et tombent à genoux au moindre grain. »

Écoutons un vieux proverbe italien :

Quand le péril est passé, on se moque du saint. — Frondez, raillez les Médecins, ils se vengeront en vous traitant, de leur mieux, à la première occasion.

Continuons notre énumération épigrammatique. Pour la plupart de ces lardons, tout commentaire est inutile.

Medicus alter morbus (Le Médecin est une autre maladie).

Le Médecin est plus à craindre que la maladie.

Les Médecins sont des astres en terre.

Solis Medicis licet impune occidere. (Les Médecins ont seuls le droit de tuer impunément.)

Un Médecin de moins, cent citoyens de plus.

Un Médecin en laisse plus à tuer qu'il n'en tue.

De jeune Docteur argument cornu.

Le malade est l'étoupe, la maladie est le feu et le Médecin le vent qui souffle. — Imité d'un proverbe espagnol.

Un Médecin apprend toujours aux dépens des autres. — Par opposition au proverbe : *On apprend toujours à ses dépens.* Les Arabes disent : *Le Chirurgien s'instruit aux dépens de l'orphelin.*

Ce sont propos de Médecins. — « Qui, ajoute Mimnermos, au viie siècle, pour se faire valoir et s'assurer une excuse, font du mal le pire, du pire l'épouvantable. »

J'ai une tête de Docteur à diner. — Aménité qui fait allusion à la calvitie des travailleurs ou des arthritiques et qui veut dire : « J'ai une tête de veau à dîner. » Il y est fait allusion dans le *Moyen de parvenir* : « Je ne suis pas de ces petits doctereaux dont il est escrit, j'ai une tête de Docteur à dîner. »

L'ignorant Médecin désarme nature. — Il contrarie par son intervention intempestive les heureux effets de la Nature médicatrice, la Providence des Médecins.

C'est un Docteur en toute lourdise. — C'est un lourdaud, un ignorant. (OUDIN, *Curiosités françoises*).

Meister Gutdünkel
Ist aller Ketzerey Wurzel.

(Ce docteur Présomption est un grand maître d'erreur).

Invidia medicorum pessima. (L'Envie des Médecins est la plus mauvaise). — *Pessima* est au moins exagéré; ce travers professionnel est-il plus fréquent dans le corps médical que dans les autres professions libérales, ou même chez les industriels de tout genre?

Quien es tu enemigo, el de tu officio. (L'Ennemi du barbier est celui de son métier), disait-on *tra los montes.* C'est, dans toutes les classes de la société, la jalousie du voisin, la haute estime de soi-même et la lutte pour la vie, le *struggle-forlife* des Anglo-Saxons; c'est, en un mot, le féroce égoïsme humain.

Nihil præter Medicorum arrogantiam. — (Rien n'égale l'arrogance des Médecins).

Ubi tres Medici duo athei. (Il y a deux athées sur trois Médecins.) Non, le Médecin n'est pas athée ; mais certains ne croient qu'à la vie de la matière.

Menteur comme un médecin. — Certains mensonges professionnels sont nécessaires et même obligatoires : le Médecin doit mentir par humanité.

MONTAIGNE en reconnaît la nécessité dans cette boutade : « Platon disoit bien à propos qu'il n'appartenoit qu'aux Médecins de mentir en toute liberté, puisque nostre salut despend de la vanité et de la faulseté de leurs promesses. »

On dit plus communément : *Menteur comme un arracheur de dents,* sans doute parce que, pour rassurer leurs patients, les dentistes promettaient d'extraire les dents « sans douleur » ; ils sous-entendaient : « pour l'opérateur ». Avec les anesthésiques, ce mensonge n'a plus raison d'être.

Voici ce que feu LANNELONGUE racontait, sur l'origine de ce proverbe [1] :

« Deux hommes se battent dans la rue. L'un coupe le nez à l'autre avec ses dents. L'amputé ramasse son

____

1. *Journal des Goncourt,* année 1887.

nez dans le ruisseau, et a l'idée de monter chez un médecin-dentiste demeurant en face, nommé Carnajou, qui lui recoud, à tout hasard, le nez avec du fil. Le nez reprend. Le dentiste répand la nouvelle, et l'on ajoute si peu de croyance à ses paroles, qu'on crée pour lui le proverbe en question. Et Carnajou passe si bien pour un menteur, qu'un vrai chirurgien, qui fait quelque temps après des applications de chair, n'ose pas les ébruiter.

Il arrive même que DESPRÉS, un interne de DUPUY-TREN, recolle un morceau de doigt à un individu, qui revient lui montrer son doigt au bout de huit jours, et que Dupuytren, à qui on montre ce morceau recollé, l'arrache en disant : « ça ne tient pas, ça! »

C'était la doctrine du moment. Ce n'est qu'en 1838 que le recollement de la rhinoplastie fut hautement affirmé. »

N'en déplaise aux mânes de l'éminent chirurgien, notre explication nous semble plus vraisemblable.

⁂

Les Chirurgiens ne demandent que plaies et bosses.
— « Plaies », d'accord; mais les « bosses » intéressent surtout les Accoucheurs.

⁂

La patrie de *Carmen* est fertile en quatrains populaires, où les Médecins sont fort malmenés: nous n'avons que la difficulté du choix.

No estan ménos feos los muchos castigos a los grandes

que los muchos muertos vergüenza de los medicos.
(Les grands et les médecins se ressemblent : en ce que
les premiers ne sont pas plus honteux des tribulations
que leurs fautes leur attirent, que les seconds ne le
sont de la mort d'un grand nombre de malades).

*Dios te guarde de parrafo de legista, de et cætera de
escribano, y de recipe de medico.* (Dieu te garde, dit
la *Filosofía vulgar* de Juan de Mallora, du parafe de
l'homme de loi, de l'*et cætera* du notaire et de l'ordonnance du Médecin).

> *Médicos y cirujanos*
> *No van á misa mayor,*
> *Porque les dicen los difuntos :*
> *Ahi! pasa el que me mató.*

(Les Médecins et les chirurgiens — Ne vont pas à
la grand'messe, — Parce que les défunts s'écrient : —
Ah! voilà mon assassin qui passe) !

> *El que quiere vivir mucho*
> *Ha de huir lo mas que pueda*
> *De medicos, boticarios,*
> *Pepinos, melones y hombras.*

(Celui qui veut vivre longtemps — Doit fuir autant
que possible — Les Médecins, les Apothicaires, — Les
concombres, les melons et les femmes).

Qien à medicos no cata,
O escapa, o Dios le mata;
Quien a ellos se ha entregado,
Un verdugo y bien pagado! [1]

(Celui qui ne tâte pas des Médecins, — Ou il en
réchappe, ou bien Dieu le tue : — Celui qui se livre
entre leurs mains, — A un bourreau et le paye cher!)

Sur ce chapitre, les Français n'ont rien à envier à
la férocité de leurs voisins :

Les Médecins et les maréchaux
Tuent les gens et les chevaux.
Fy de la pute médecine,
Qui l'homme à mort enchemine.

Autre ironie; c'est fiel du même tonneau :

Il vaut mieux être jugé des Médecins
Que du prévost des maréchaux.

Car, remarque le Dr Dorveaux, le prévôt des
maréchaux faisait toujours pendre son homme. Avec
les Médecins, un malade avait plus de chances de
vivre.

1. Le *Tour du Monde*, 1872.

Médecin vous-même! C'est la réplique de Sganarelle, profondément blessé d'être pris, dans le *Médecin malgré lui*, pour un suppôt d'Hippocrate.

Il a un teint, un visage de Médecin. — Se disait du
temps de Pétrarque, quand on voyait « un homme au
teint jaune et flétri[1]. »

Le coup du Médecin. — Est une locution provenant
d'un préjugé très répandu : il s'agit du verre de vin
pris après le potage et qui serait des plus salutaires ;
grâce à lui, on se passe de Médecin ! Le même préjugé
explique la coutume fréquente, chez la classe popu-
laire, de verser du vin dans le potage[2].

*Le Médecin et le théologal croient rarement aux
remèdes et à la religion.* — Il y a des sceptiques chez
les Médecins du corps aussi bien que chez ceux de
l'âme, mais il serait injuste de généraliser.

1. V. *Chron. méd.*, 1922, p. 22.
2. Cf. la *Chronique médicale*, 1899, *passim*.

XIV. — DIVERS

Vidons le fond du sac aux vieux proverbes, dont certains trouvent encore leur application.

Le médecin défend de boire en maladie, pour boire carrouce en santé.

Le Médecin escoute si pleust.

Le Médecin jure quand la maladie le brave.

Le Médecin ne sauroit pire avoir en enfer que d'avoir un procès.

Les festes ne demandent point de Médecins.

Les Médecins sont les notaires des apothicaires.

Faire comme le Médecin et le curé, on sera sauvé si le diable n'emporte le curé.

Quand le Médecin boit de son vin, il est malade.

Si le Médecin ne guérist n'aussi fait messire Denis et sy n'en parle on pas.

Si les Médecins estoient aux sacs, les malades seroient advocats.

Si les malades avoient sergents, le Médecin auroit trop d'argent.

Un Médecin comme berger cognoist voisin.

Qui perd son bien perd son sang. « Le Médecin est un double supplice, à force de vuider la bource et les veines du malade, il donne un sens fort juste à ce proverbe. » (*Les médecins à la censure*).

XV. — ROYAUME DE SURIE ET DE BAVIÈRE[1]

Au xvi⁰ siècle, on disait de ceux qui avaient eu la malchance dans leurs rencontres amoureuses, qu'ils étaient obligés de faire un voyage au « royaume de Surie (*Sucrie*) et de Bavière. »

Cette locution était si couramment employée, à cette époque, qu'il n'est pas rare de la rencontrer chez les poètes du temps. Ainsi, dans la *Réformation des Dames de Paris faicte par les Lyonnoises*, celles-ci leur font pressentir en ces termes les conséquences de leur facilité sur le choix de leurs amoureux :

> Vostre devant sera dorénavant
> (Mis) bien avant au royaume de Surie
> Puisque telz gens ont sur vous seigneurie.

Le passage suivant de la ballade d'EUSTORGUE de BEAULIEU justifie encore cette expression, par certains détails du traitement :

> Par toy, verolle deshonneste,
> Je suis des piedz iusque à la teste
> Tout nud près d'vn grand feu graissé,
> Eschauldé, bouilly, fricassé,
> Sans mercy marisque d'une beste....
> Et après (ce faict), on m'appreste

1. Cf. *Chron. méd.*, 1895 : 1916, p. 318 ; 1918, *passim.*

Ung lict chault ou fault que me mette
Troys heures le corps renversé,
Si couvert de drap et pressé
Que ie brusle pis que allumette.

(Rondeau 58).

RIRE COMME UN BOSSU[1]

On sait, de reste, la grande irascibilité des rachitiques, des gibbeux, des riquets, des bossus, de tous les avortons et raccourcis de la misère humaine, que cinglent la verve et la moquerie gouailleuse : « j'ai toujours été un peu colère », avouait ce rieur forcené que fut Scarron.

Infériorités physiques souvent compensées, d'ailleurs, par un revenant-bon de finesse pétillante et de gausserie. *Souvent*, dis-je avec CABANIS: « car, *pour avoir de l'esprit, il ne suffit pas toujours que les membres soient contournés et l'épine du dos de travers.* »

Le rire est leur revanche, à ces difformes, et comme il secoue leur cage thoracique en soubresauts disloqués, la foule a consacré le dicton.

1. D'après *le Rire*, par le Docteur HAULIN.

TABLE DES MATIÈRES

LA ROCHE-SUR-YON. — IMPRIMERIE CENTRALE DE L'OUEST.

Quai des Grands-Augustins, Paris (6e)

tés Physiothérapiques

s la direction du Docteur DUHEM

1-8º (20×13) se vendant séparément.

IE.

nts faradiques,
-Radiologiste de
RIÈRE, Electro-
ol. 1.... **10 fr.**

nts faradiques,
QUERRIERE.
.... **10 fr.**

JHEM, Électro-
-Malades, préface
n Médecin de la
ie de Médecine.
teurs... **25 fr.**

médicales, par
Radiologiste de
an DUBOST,
lté de Médecine
.... **15 fr.**

DUHEM, Élec-

3. La Radiothérapie pénétrante, par les D** **LEDOUX-LEBARD**, Electro-Radiologiste des hôpitaux, chargé du cours de Radi logie à la Faculté de Médecine de Paris, et **PIOT**, Electro-Radiologiste des hôpitaux. .... **15 fr.**

IV. — ACTINOTHÉRAPIE.

2. Les Rayons ultraviolets, par les D** E. et H. **BIANCANI**, Directeurs de la *Revue d'actinologie*. **20 fr.**

3. Lumière et Rayons infrarouges, par les D** E. et **H. BIANCANI** .... **20 fr.**

V. — KINÉSITHÉRAPIE.

1. Massage et rééducation, par le D** **DUREY**, Chef du Service de Kinésithérapie de l'Hôtel-Dieu, et le D** Lucienne **MEURS**, chargée de la Kinésithérapie gynécologique à l'Hôpital Broca........ **15 fr.**